Wolfhard Margies

Laß dir's schmecken

Befreiung von der neuen Ernährung

Eine biblisch und ernährungswissenschaftlich begründete Anweisung, ohne schlechtes Gewissen alles zu verzehren, was Gott für uns geschaffen und gereinigt hat, und sich gegen die Gesundheitsapostel und ihre Beschränkungen zur Wehr zu setzen, um mit Lust und angstfrei zu essen, ohne zu fressen und zu saufen.

Verlag Schulte + Gerth, Asslar

Die angegebenen Bibelstellen sind der revidierten
Luther-Bibel entnommen.

© 1983 Verlag Schulte + Gerth, Aßlar
Best.Nr. 15 357
ISBN 3-87739-357-8
1. Auflage 1983
Umschlaggestaltung und Photo: Herybert Kassühlke
Satz: Typostudio Rücker & Schmidt
Druck: Franz Spiegel Buch GmbH, Ulm
Printed in Germany

INHALT

Einleitung	7
Die neuen Ernährungslehren und ihre Vorläufer	14
Ursprung der Idee des natürlichen Lebens und der natürlichen Ernährung	25
Gibt es eine christliche natürliche Ernährung?	33
Die Bedeutung der biblischen Speisegesetze für uns	46
Die neue Ernährung im Licht der exakten Ernährungswissenschaft	64
Fleisch und Fett	81
Sinn und Unsinn der alternativen Ernährung	90
Gottes ungewöhnliche Ernährungsgebote	99
Das Wort Gottes, der Heilige Geist und unsere Ernährung	112
Quellen	122

EINLEITUNG

Nicht alles, was neu und als Fortschritt gilt, ist tatsächlich ein Gewinn. Häufig offenbart nicht einmal die Zeit, ob der gepriesene Fortschritt wirklich einer war. Das trifft im besonderen Maße für die Ernährung zu. Einige ausgefallene Kostformen, die in früheren Jahrzehnten zunächst viele Anhänger fanden, sind zwar mittlerweile in Vergessenheit geraten, es werden jedoch immer wieder neue Ernährungsrichtlinien aufgestellt, oder alte Glaubenslehren erfahren ihre Auferstehung. In einem solchen Fall präsentieren sie sich gern im Kleide der Wissenschaftlichkeit und im Lichte neuester gesicherter Erkenntnisse.

Um den Esser ist ein Kampf der wissenschaftlichen Meinungen, der Weltanschauungen und sogar der politisch-gesellschaftlichen Anschauungen des alternativen Lebensstils, aber auch der Industrie, entbrannt. Vegetarier und Rohköstler und Ächter von Salz und Zucker und Schweinefleisch und allem Fleisch sind angetreten und haben ihre wissenschaftlichen Thesen und Beweise präsentiert, die häufig, wie es scheint, jeden Laien in die Knie zwingen.

Was früher einmal so einfach und so selbstverständlich war, nämlich in Maßen zu essen, was schmeckt und erschwinglich ist, wurde zu einer Wissenschaft, einer Scheinwissenschaft. Und die neuen Regeln und Verbote und Gebote haben eine erstaunliche Resonanz gefunden. Essen geht uns ja alle an! Immerhin verbringen wir bis zu zwei oder drei Stunden am Tage mit Essen, und die Speisen selbst tragen wir mehr oder weniger immer mit uns, zum mindesten in ihrer verarbeiteten Form.

Wenn es also neue und bewiesene Erkenntnisse über die richtige Ernährung gibt, dann muß man doch aufmerken. Wer will denn nicht besser und gesünder und vor allem länger leben? Alle Theorien um neue Ernährungsformen entfalten einen intensiven Sog und verursachen eine erstaunliche Bereitschaft, mit geradezu mystischer Ergebenheit alles zu akzeptieren, was mit klugen Worten zu diesem Thema verkündigt wird.

Ich wende mich mit diesem Buch an Christen. Immer mehr an Jesus Gläubige geraten in den Umkreis naturheilkundlicher Ernährungsformen und alternativer Ernährung. Das geschieht nicht zufällig.

Schon früh haben sich manche besondere Ernährungsformen an bestimmte kirchliche und mystische Erfahrungen und Strukturen gebunden. Was jedoch früher nur einzelnen Gruppen und Klöstern vorbehalten blieb, hat nun breite Schichten der Bevölkerung und auch der Christenheit ergriffen. Auf dem vorbereiteten Boden von inzwischen etablierten Anschauungen der natürlichen Ernährungsweise entfalteten sich neue Einsichten aus dem geistlichen Lager. Man entdeckte die biblischen Speisegebote des mosaischen Gesetzes wieder. Die Autoren erkennen in ihnen die göttlichen, unanfechtbaren Grundregeln gesunder Ernährungsweise, die vom Schöpfer selbst kommen. Sie sehen, daß diese uralten, göttlich-unfehlbaren Erkenntnisse, die in der Bibel enthalten sind – und ich bekenne es, das Wort Gottes ist wahr und unfehlbar – in den gesicherten Fakten der neuen Ernährungslehre ihre Entsprechung und damit eine Wiederentdeckung und Bestätigung finden. Mit diesem doppelten Beweis bringen sie jeden Gläubigen zum Schweigen und viele zur Bekehrung zu einer neuen Ernährungsform.

Hier will dieses Buch ansetzen. Die Beweisführungen in den neuen christlichen Büchern über gesunde Ernährung kommen nicht vom Himmel, sie schreien gen Himmel. Was dem unkundigen Leser vorgesetzt wird und was ihm so überzeugend erscheint, weil er fachfremd ist, stellt eine Kette von Unkenntnis, Scharlatanerie, Verdrehung von Fakten und Primitivität dar, die im Schrifttum kaum ihresgleichen hat. Es sollte dabei aber ausdrücklich eingeräumt werden, daß es einige harmlose, zum Teil originelle Diät- und Rezeptbücher gibt, die auf anerkannten Ernährungsgrundlagen beruhen und einen fairen geistlichen und auch wissenschaftlichen Ansatz haben. Sie seien von meiner Kritik ausgenommen. Sie wollen ja keine neue oder andere Art der Ernährung initiieren, sondern lediglich und im besten Sinne des Wortes Rezepte geben.

Doch zurück zu der neuen Ernährung. Die Eheschließung zwischen den alten weltanschaulichen Schulen der Ernährung aus der Naturheilkunde mit biblischen, überwiegend alttestamentlichen Gedanken hat sich also jetzt vollzogen und findet ihren Niederschlag in der Literatur. Diese Literatur ist zum Teil qualitativ so beschämend, daß ich mich entschlossen habe, bei Zitaten und Darstellungen des Inhalts Verfasser und Verlag nicht anzugeben, um die Verleger, die sonst ein vortreffliches und auferbauendes Sortiment haben, nicht zu kompromittieren. Es liegt mir sehr am Herzen, daß nicht nur die Erkenntnis im Volke Gottes wächst, sondern auch der Frieden zwischen den Geschwistern und geistlichen Einrichtungen wie Verlagsanstalten. Ich bitte den Leser um Verständnis für diese meine Entscheidung, auch wenn sie recht ungewöhnlich ist.

Die Ausführungen, die in jenen christlichen Büchern zu diesem Thema vorliegen, sind in manchen Fällen so durchgehend verkehrt, daß man in ganzen Büchern nur vereinzelt richtige Aussagen findet! Es ist schon eine besondere Erfahrung, daß es Bücher gibt, die sowohl vom geistlichen Standpunkt als auch von naturwissenschaftlich-medizinischen Gesichtspunkten aus überwiegend Unhaltbares enthalten. Das ist grotesk, findet aber seine Erklärung in der Tatsache, daß diese neuen geistlichen Ernährungsanschauungen nur die Wiederaufbereitung der okkulten naturheilkundlichen Gesundheitsbücher vergangener Jahrzehnte und Jahrhunderte sind. Diese waren genauso verkehrt und verdreht.

Bei einem solchen Angebot verkehrter Information muß man die ungünstige Position des medizinischen Laien bedenken. Er ist auf verläßliche Fakten angewiesen und darf wohl erwarten, daß christliche Mediziner und Wissenschaftler besonders vertrauenswürdig sind. Dieser zu Recht gewährte Vorschuß an Vertrauen verleiht den Ernährungsbüchern des christlichen Büchermarktes ihre Kraft und zum Teil gewaltige Auswirkungen. Ihr Inhalt wirkt auf Verstand und Herz.

Vieles, was in diesen Büchern an Beispielen zusammengetragen wird, erscheint aufs erste unverdächtig, auch wenn die Resultate beeindruckend sind oder an Wunder grenzen oder eigentlich Wunder sein müssen. So weiß ein Autor davon zu berichten, daß in seiner Umgebung ein Ehepaar mittleren Alters aufgrund von verkehrter Ernährung, die einen hohen Anteil von tierischem Fett enthielt, etwa gleichzeitig einen Schlaganfall erlitten hatte. Während die Frau, die nicht willens war, ihre Ernährung umzustellen, bald verstarb, änderte der völlig gelähmte Mann seine Ernährungsweise. Er aß ausschließlich tierfettfreie Diät, die im wesentlichen aus frischem Gemüse, Getreide, Nüssen und Obst bestand. Einige Monate später konnte dann der Autor diesen Mann besuchen, der sich seitdem streng an die biblische Anordnung, weder Fett noch Blut zu essen, gehalten hatte, und sah ihn mit Gartenarbeit beschäftigt. Medizinisch gesehen, könnte das eine normale Heilung sein, die so zwar nicht häufig vorkommt, aber bei Schlaganfällen im Bereich der natürlichen Möglichkeiten liegt. Es kann aber auch ein Wunder sein! Aber was für ein Wunder? Der Verfasser dieses Buches meint, daß solche Krankheiten bei Fettverzehr und dem Trinken von süßen Getränken unausweichlich seien, weil Fett wie feines Schmieröl wirke und die kleinen Gefäße verstopfe. Dasselbe geschähe mit dem Zucker von Süßigkeiten und Getränken.

Ein solcher Bericht muß auf den unbefangenen Leser wie eine Bombe wirken. Auf dieser Ebene, nur noch verheerender, sind die Aussagen über die katastrophalen Folgen des Genusses von Cola-Getränken, in denen Phosphorsäure, Zucker, Coffein und Farb- und Geschmacksstoffe enthalten sind, bei deren Herstellung zum Teil Phosphor, Kalk und Schwefelsäure benutzt wurde. Diese wiederum sind gefährliche Gifte, die das Körperlecithin zersetzen und Bewußtseinsstörungen, Nervenschwäche und Zusammenbrüche sowie körperliche und geistliche Anormalien bewirken und Unfruchtbarkeit und Tetanus hervorrufen. Ferner, so sei wissenschaftlich erwiesen, würden durch solche Getränke den Viren der Kinderlähmung Tor und Tür geöffnet, weil irgendwie durch sie dem Körper Kalzium entzogen würde. Diese Behauptungen werden dann noch durch die Erklärung einer amerikanischen medizinischen Gesellschaft unterstrichen, die allerdings kein Wort über Polio sagt. Dies alles wird im Verständnis des Lesers so zusammengesetzt und gedeutet, daß Zucker, Cola-Getränke, Limonaden usw. Kinderlähmung erzeugen und regelmäßig schwerste körperliche und seelische Schäden verursachen. Das ist ein fatales Spiel mit der Angst auf einem katastrophalen Niveau der Argumentation.

Oder was halten Sie davon, lieber Leser, wenn Ihnen ein Beispiel vorgesetzt wird, in dem von einem unheilbaren Fall einer schweren Psychose die Rede ist, die sich nicht nur in seelischen Symptomen, sondern auch in Gewalttätigkeitsausbrüchen äußerte. Ein mit naturheilkundlichen Methoden vertrauter Landarzt hat daraufhin eine Therapie der Entschlackung des Darmes in Gang gesetzt. Die Auswirkungen dieser entgiftenden „Therapie" haben eine zunehmende Entlastung des Gehirns von dem Druck der Giftstoffe bewirkt, so daß der Patient in kürzester Zeit geheilt aus der Anstalt entlassen werden konnte. Mit einem Wort, durch geeignete natürliche Abführmittel können Psychosen geheilt werden!

Heilungen von Krebs sind nach den Aussagen christlicher Ernährungsbücher auch allein durch die geeignete und biblisch richtige Kost möglich. Ein Autor eines christlichen Buches, der an dem Endzustand von Magenkrebs mit Befall von Nachbarorganen litt, erlebte eine wunderbare Heilung allein dadurch, daß er nach seinem Verständnis des biblischen Diätplanes Gottes große Mengen von Getreide, Gemüse, Nüssen und Obst zu sich nahm. Seine Frau erfuhr eine Heilung von Brustkrebs ausschließlich dadurch, daß sie auf Deo-Sprays verzichtete und zu enge BH's gegen hautfreundliche Baumwoll-BH's austauschte. Dadurch bekam die Haut die Möglichkeit, besser zu atmen und die Giftstoffe auszuscheiden, die im Gewebe die Tumorveränderungen bewirkt hatten.

Und das wird auf die Gemeinde des Herrn losgelassen! Zugegeben, der Freiheitsverlust, der sich für den einzelnen fehlgeleiteten Gläubigen dadurch ergibt, ist im Bereich des Essens, gemessen an anderen Bindungen und Fehlern, nicht so tragisch. Niemand büßt deswegen seine Gotteskindschaft ein. Was macht es schon aus, wenn jemand in seinem persönlichen Leben statt Schweinefleisch nur Kalbfleisch oder Geflügel zu sich nimmt? Gewiß gibt es auch Schlimmeres, als sein Leben lang auf tierisches Fett und Eiweiß oder gar auf Süßigkeiten zu verzichten. Der ganze Bereich der Ernährung gehört gewiß zu den zweit- oder gar drittrangigen Fragen. Obwohl ich als Internist früher längere Jahre Unterricht im Fach Ernährungslehre in einer Klinik gegeben habe, war sie mir nie ein geliebtes Gebiet gewesen. Und so geht es vielen Ärzten.

Deswegen kam der Entschluß, dieses Buch zu schreiben, auch nicht aus meinem Herzen. Vielmehr kam dieser Impuls vom Heiligen Geist, und das zu einem Zeitpunkt, zu dem nach meinem eigenen Ermessen manche anderen Dinge viel eher dran gewesen wären. Ich war überrascht über diesen Auftrag und – ich gebe zu – auch gedemütigt, weil er mir zunächst nicht sehr lohnend und bedeutend erschien. Aber ich glaube an Gottes Führung. So will ich das vorhandene Wissen über naturwissenschaftliche Zusammenhänge und biblische Hintergründe, das ich über Jahre sammeln konnte, gerne nutzen.

Die Zielsetzung dieses Buches ist erstaunlich einfach. Ich werde keine Ernährungslehre oder Diätetik entfalten. Nein, es geht mir ausschließlich darum, das, was zuviel des Guten oder, besser gesagt, des Bösen, an Regeln und Verboten ist, darzustellen, zu entzaubern und gemeinsam mit dem Leser beiseite zu tun. Am Ende bleiben dann nur wenige Regeln und Empfehlungen, die begründet werden, und viel Freiheit, die der Leser und Esser hoffentlich verantwortungsvoll, glaubend und genießend nutzen wird.

DIE NEUEN ERNÄHRUNGSLEHREN UND IHRE VORLÄUFER

Alles, was auf unseren Eßtisch kommt, ist in Verdacht oder Verruf geraten. Überall, so lehren es uns die Ernährungsapostel, umgeben uns grausame Gefahren.

Es beginnt am Frühstückstisch: Die süßen Marmeladen, mit Zucker gesüßt, enthalten einen ganz gefährlichen Stoff, nämlich Zucker. Er ist zu meiden, weil er tot ist, keinen biologischen Nährwert hat und, wie es manche Autoren wissen wollen, zu gefährlichen Störungen im Kreislauf, im zentralen Nervensystem und den inneren Organen führen kann. In den Augen vieler neuer Autoren, gerade auch des christlichen Büchermarktes, ist er ein Hauptfeind und die Ursache vieler Krankheiten geworden. Andere Autoren sehen in ihm den ersten Verursacher von Dickleibigkeit, Diabetes mellitus und der Karies der Kinder.

Auch die anderen Bestandteile des Frühstücks sind verdächtig oder gefährlich. Die Cornflakes – sie stammen aus „ausgelaugtem" Maismehl – sind vielfältig chemisch bearbeitet und haben alle natürlichen Begleitstoffe und Vitamine verloren. Sie sind ein Extrembeispiel einseitiger Kost und stellen regelrecht eine Mangelernährung dar.

Genauso schädlich sind die Brötchen und das Weißbrot, da sie ja aus hochfeinem Mehl gebacken sind, das unter Weglassung aller Kern-Schalensubstanzen gemahlen wird und damit, so sagt man, minderwertig ist, weil die Proteine und andere Substanzen, wie Vitamine, fehlen. Auch Weißbrot führt zu Mangelernährung. Ferner wird ihm angelastet, daß ihm die notwendigen Anteile an Ballaststoffen zur Anregung der Darmtätigkeit fehlen. Daß auch der Kaffee von manchen Ernährungsschulen in Grund und Boden verdammt wird, während andere ihn leidend und duldend hinnehmen, sei nur nebenbei vermerkt.

Auch die Butter bleibt nicht ohne Argwohn. Die empfohlene angemessene Ernährung am Morgen differiert je nach Ernährungsschule und Weltanschauung erheblich. Aber vielen Aussagen ist der naturheilkundliche Gesichtspunkt gemeinsam: Laßt uns zurückkehren zu den reinen Bestandteilen der unverfälschten Natur wie Früchte, Körner, Rohkostgemüse und Müsli mit einem Gemisch aus diesen Bestandteilen. Wenn Brot, dann Vollkornbrot, vielleicht Pflanzenmargarine, aber keine Bestandteile, die durch intensives Kochen, Backen oder Garen denaturiert wurden.

Damit habe ich keine bestimmte Ernährungsschule wiedergegeben, sondern nur andeutungsweise die Richtung der Empfehlungen gekennzeichnet.

Zum Mittagessen gelten natürlich dieselben Verbote und viele dazu: Möglichst viele Speisen sollten in roher und naturbelassener Form auf den Tisch gebracht werden; das sei gesünder. Das Eiweiß solle möglichst nur pflanzlicher Herkunft sein. Wenn Fleisch, dann auf gar keinen Fall Schweinefleisch, weil es eine dem Menschen unzuträgliche Zusammensetzung an Fetten aufweise. Das Fleisch dürfe auch nicht intensiv gebraten werden; am besten solle es nur gedünstet werden.

Alle Zutaten sollten möglichst ohne Fett gegart werden, auf jeden Fall sei das Braten und Schmoren mit hinzugesetztem Fett zu vermeiden, weil dadurch wertvolle Nährstoffe zerstört würden.

Und immer wieder die Grundregel: Gemüse und Obst. Auch die Zerealien, wie Getreide- und Maiskörner, sollten möglichst roh gegessen werden. Sonst gingen eben die wertvollen Vitamine, die sie enthalten, zugrunde. Hier, bei den Vitaminen, liege ja der gröbste Mißstand vor. Durch die ungesunde Zubereitung, Herstellung und Lagerung der Hauptnahrungsmittel, wie auch die einseitige Auswahl der Nahrungsmittel, gingen die meisten Vitamine verloren. Die Kost werde dadurch wertarm.

Viele Schulen verbieten auch das Salz in normaler Dosierung. Eier sind, wie Fleisch und manche Fettsorten, zu cholesterinhaltig und dürfen deswegen, wenn überhaupt, nur in geringer Menge gegessen werden.

Nachspeisen, die nicht aus Obst bestehen, wobei weißer Haushaltszucker nicht hinzugefügt werden darf, können vor den Wächtern über die richtige Ernährung nicht bestehen. Eis, Puddings und süße Breie enthalten alle denselben verderblichen Todfeind, die hochgradig veränderten Kohlehydrate, die zwar leicht verdaulich, aber biologisch minderwertig seien.

Bei den Getränken steht Coca-Cola obenan auf der Verbotsliste, gefolgt von Bohnenkaffee, Limonaden und Alkohol, aber auch Milch(!). Erlaubt sind vielfältige Arten von Tees, die neben der Durststillung noch weitere Funktionen wie Reinigung des Körpers, Entschlackung, Beruhigung und Regeneration haben sollen.

Doch mit einer derartigen Verbotsliste ist es noch nicht getan. Im Zeichen der Umweltverschmutzung, der Vergiftung des Bodens durch Kunstdünger und der Pflanzen und ihrer Früchte durch Unkraut- und Ungeziefervertilgungsmittel, muß auch noch sichergestellt werden, daß jene Speisen, die schließlich das mehr oder weniger enge Verbotsraster überwinden konnten, auch wirklich rein sind, das heißt frei von den Rückständen der verderblichen chemischen Vorbehandlung der wachsenden Pflanze, aber auch frei von den ebenso schädlichen Konservierungsstoffen.

So entstand die neue Forderung, allein biologisch angebaute Feldfrüchte zu verarbeiten und zu verzehren. Darunter versteht man Nahrungsmittel, die nur durch Tierdüngung und unter Weglassen aller Kunstdünger und chemischer Antischädlingsmittel gewonnen wurden. Man sieht also, die Liste der Gebote und Verbote ist nicht klein. Wie umfangreich nun die Liste der Verbote und Reglementierungen im einzelnen ist, hängt von den jeweiligen Ernährungsschulen ab, denen der Verbraucher folgt.

Anhänger der alternativen Ernährungsweise werden möglicherweise von keinem der oben genannten Einzelgebote betroffen sein. Viele essen alles, vorausgesetzt, daß sichergestellt ist, daß die einzelnen Nahrungsmittel nicht durch chemische Substanzen verunreinigt sind. Manche meiden allein das Schweinefleisch, sei es aus streng ernährungswissenschaftlichen Gründen, wie sie es sehen, oder aus weltanschaulichen Motiven. Aber ansonsten essen sie alles übrige. Andere schließen weitere Fleischsorten oder alles Fleisch aus. Schließlich gibt es gemäßigte Rohkostanhänger, die davon überzeugt sind, daß Rohkost gesundheitlich von Vorteil ist, ohne daß sie unbedingt andere Regeln erlassen oder befolgen. Im gesamten Spektrum der verschiedenartigen Ernährungsprinzipien sind die Vegetarier am radikalsten. Sie lassen in ihrer reinen Form nur pflanzliche Kost zu und in der abgeschwächten Form lakto-vegetabile Ernährung, wobei also Milchprodukte toleriert werden, oder gestatten gar die ovo-lakto-vegetabile Kost, die zusätzlich noch Eier als Ernährungsbestandteil enthält.

Daneben und dazwischen gibt es noch viele Formen von nicht zu systematisierender individueller Kost, die noch keine eigentliche Diät darstellen. Aus Gründen, die nicht immer einsichtig sind, fühlt sich der eine oder andere genötigt, einzelne Speisen zu meiden. Entweder hat er eine spontane irrationale Abwehr gegen sie oder sie bekommen ihm einfach nicht, ohne daß dafür medizinisch einsehbare Gründe angegeben werden könnten.

Fast alle oben angegebenen Einschränkungen oder Gebote lassen sich unter dem Sammelbegriff „natürliche Ernährungsweise" zusammenfassen. Die Summe der Ernährungsvorschläge, die in diesem Buch untersucht werden sollen und eine Lebensform vieler Menschen geworden sind, stellt einen Teil der Naturheilkunde dar. Der Vegetarismus ist der bekannteste Ausdruck dieser Bewegung. Rohkostdiät, lakto-vegetabile Kostformen, die Schroth-Kur usw. sind lediglich leichte Varianten dieses Grundprinzips. Zu den Abwandlungen der vegetarischen Kost gehören auch die Ernährungsformen nach Bircher-Benner, die Waerland-Kost, die basenüberschüssige Kost, die Hay'sche Trennkost, die Darmreinigungs- und Entschlackungskuren, die Milch-Semmel-Kur nach Mayr und manche andere, weniger bekannte Ernährungsformen. Auch die Makrobiotik ist hier einzureihen. Zweifellos ist sie die extremste vegetarische Kost, die in ihrer reinsten Form nur unter dem Preis schwerer gesundheitlicher Schäden eingehalten werden kann.

Die Naturheillehre ist also das gemeinsame Band, das offenbar und auch verdeckt diese Ernährungsweisen verbindet. Hier kommt nun der neue Befund hinzu, daß Ernährungsvorschläge, die eindeutig in die Richtung der natürlichen Ernährungsweise gehen, von christlichen Autoren und Bewegungen übernommen, sich zu eigen gemacht und an das Volk Gottes weitergegeben werden. Das ist insofern von besonderem Gewicht, weil ein Wort zur Ernährung von einer geistlichen Autorität eine ganz andere Auswirkung haben wird, als das bei Empfehlungen von irgendwelchen säkularen Gesundheitsaposteln zu erwarten ist.

Wenn schließlich noch die Kompetenz der Medizin hinzutritt und ein Arzt und Christ in Wort und Schrift kraft seiner Autorität als Mediziner und Wissenschaftler und aus dem Stand als wiedergeborener Jünger Jesu, der ja der ewigen Wahrheit verpflichtet ist, ein wegweisendes Wort zu diesem Thema sagt, dann sind schnell neue Gesetze der Ernährung aufgestellt, denen niemand zu widersprechen wagt.

Hier will dieses Buch ansetzen. Stellvertretend für den

christlichen Laien will ich die geistige Herkunft der Ernährungslehre und auch ihre wissenschaftliche Haltbarkeit sowie die geistlich-biblischen Begründungen der einzelnen Empfehlungen kritisch untersuchen. Fangen wir mit einem kurzen Rückblick auf die Geschichte der natürlichen Ernährungsweise an. Wir werden schnell herausfinden, daß die neue Ernährung gar nicht so neu ist und daß uns ein solcher Rückblick einige bemerkenswerte Tatsachen und Querverbindungen bringt, die Licht auf die weltanschauliche Herkunft der Prinzipien werfen.

Die natürliche Ernährung als Bewegung scheint zu Beginn des 19. Jahrhunderts ihren Anfang genommen zu haben. Sie ging, wie die Literatur berichtet, aus christlichen Kreisen in England hervor. Doch schon bald galt der Vegetarier den Engländern nicht als jemand mit einer speziellen Ansicht im Umkreis des Themas Ernährung, sondern als ein Glaubender im Sinne eines Jüngers einer Weltanschauung. Die Einflüsse, die von der Bewegung der natürlichen Ernährung ausgingen, haben Mitteleuropa offenbar wesentlich mehr geprägt als den angelsächsischen Sprachbereich. Streng genommen bedurfte es gar nicht der Anstöße aus England, weil die Bewegung der Naturheilkunde in Kontinentaleuropa seit jeher eine starke Tradition hatte.

Schon Hippokrates im Altertum und Paracelsus zur Zeit der Renaissance haben in ihren Lehren deutliche naturheilkundliche Akzente gesetzt und wurden dadurch später immer wieder ein Stachel gegen die allmählich sich entwickelnde, naturwissenschaftlich orientierte Schulmedizin. Zeitlich zwischen ihnen liegt die Wirksamkeit der heiligen Hildegard von Bingen, die vor 800 Jahren lebte und als Äbtissin eines Benediktinerklosters bei Bingen über Jahrzehnte Gesichte und Eingebungen hatte, die sich unter anderem auch mit Krankheiten und Ernährungsfragen beschäftigten. Sie war damals in ganz Europa berühmt und anerkannt und hinterließ ein vielbändiges Werk, in denen sie ihre Visionen schildert.

Aus geistlicher Sicht müssen die angeblich göttlichen Visionen der heiligen Hildegard als trügerisch angesehen werden, wie auch das gesamte Werk als eine einzige Inspiration verführerischer Lügendämonen gewertet werden muß, weil der Gott, der angeblich als der Inspirator der verschiedenen Anweisungen von ihr angegeben wurde, gemäß seinem Wort in der Heiligen Schrift selbst der Arzt ist, der durch seinen Sohn Jesus Christus alle Krankheiten getragen und geheilt hat. Die Gesamtheit des visionären Werkes ist somit antigöttlich und eine große Lüge. Obendrein sind die von ihr vertretenen Anschauungen auch aus medizinischer Sicht unhaltbar. Diese Heilungs- und Ernährungslehren haben sich jedoch im Volk gehalten. Bis zum heutigen Tage gibt es, zum mindesten in Süddeutschland und in einigen Alpenländern, überwiegend auf dem Boden katholischer Frömmigkeit, ein reichhaltiges mystisches Schrifttum. Wir finden in der Volksfrömmigkeit wie auch in pfarramtlichen Handlungen ausgeprägte Verbindungen von Frömmigkeit, Okkultismus und naturheilkundlichen Ernährungsgeboten.

Die Verbindung von Religiösem, Okkultem und speziellen Ernährungslehren ist seitdem zu einer festen, wenn nicht gar typischen Einheit geworden. Es tritt noch ein weiteres Element hinzu, das aber schon durch Hippokrates und Paracelsus eingeführt war: die humanistische Strömung. Christoph Wilhelm Hufeland, 1762 - 1836, der Privatarzt von Goethe und von Fürsten und Königen, erwies sich als ein Vertreter dieser humanistischen Grundhaltung. Durch seine makrobiotische Kost, die als Kost zur Lebensverlängerung gedacht war, legte er naturheilkundliche Anschauungen vor, die zunächst nicht im Religiösen begründet waren.

Er setzte sich für eine naturverbundene Lebensweise ein. Interessanterweise aber, und gewiß nicht zufällig, wurde dann seine Ernährungslehre von George Oshawa übernommen und mit einer ähnlichen Kostform des Zen-Buddhismus zur okkulten Technik der neuzeitlichen Makrobiotik-Bewegung verschmolzen. Das Humanistische hat nun einmal eine Neigung zum Okkulten, auch wenn sich die Humanisten besonders weit vom Okkulten entfernt fühlen. Der Humanismus ist ja die Lehre vom Guten im Menschen, der sich selbst entfalten und erlösen kann und keine Hilfe von Gott und erst recht keinen Erlöser mit einem stellvertretenden Leiden, Sterben und Auferstehen braucht. Eine solche Philosophie muß geradezu das Okkulte an sich ziehen.

Auf dieser Ebene, aber nicht ganz in der chronologischen Reihenfolge, liegen auch die Beiträge der Anthroposophie Steiners zur natürlichen Ernährung. Das Gedankengebäude der Anthroposophie ist eine Mischung aus Humanismus (Goethe-Kult), brisant spiritistischer Theosophie, christlich bzw. pseudochristlicher Mystik und fernöstlichen buddhistischen und hinduistischen Gedanken hochkalibrigen okkulten Formats. Die Bewegung der natürlichen Lebensweise verdankt Steiner starke Impulse, indem dieser seine okkulten Methoden und Ansichten auch in die Anbautechniken der Bauern einführte. Auf Musterhöfen und Zentren, verbunden mit Namen wie Weleda und Demeter, werden nicht nur streng biologische Anbaumethoden gepflegt, man operiert auch mit astrologischen Gesetzmäßigkeiten des Mondzyklus' und den sogenannten Erdstrahlen. Über Jahrzehnte war die anthroposophisch orientierte Ernährungslehre ein Grundpfeiler der Reformbewegung. Also auch hier sehen wir die Verbindung von Humanismus, Okkultismus und natürlicher Ernährung.

Die vegetarische Bewegung im engeren Sinne ist auf Theodor Hahn, 1824 - 1883, zurückzuführen, der durch eine streng fleischfreie Diät von seinem Asthmaleiden geheilt wurde und daraufhin die absolut fleischfreie Ernährung propagierte. Er war ein Exzentriker, unbeherrscht im Temperament, mit absonderlichen Ideen über die Ernährung im allgemeinen und über die Tätigkeit des Darms und des Stoffwechsels im besonderen.

Eine weitere religiöse Variante in diesem Zopf ineinandergewobener Strähnen aus Humanismus, Religiosität, Okkultismus und natürlicher Lebensweise finden wir wieder bei Johann Künzle, 1857 - 1945. Von Beruf Pfarrer, ergibt er sich bald der Kräuterkunde, um in dem Garten Gottes die Heilmittel für alle Leiden zu finden und dabei ebenfalls auf die natürliche Ernährung hinzuweisen, diesmal mehr unter dem Motto des richtigen Trinkens. In seinen Ansichten finden wir die Berührungspunkte von Homöopathie und natürlicher Ernährungsweise. In seiner Person und seiner Wirksamkeit verdichtet sich der Ansatz der religiösen Naturmystik, die für alle Not und für jedes Leiden eine Hilfe in der Natur sieht.

Auf ähnlicher Ebene argumentiert Bircher-Benner, der zwar nicht den Worten, aber dem Sinne nach seine vegetative Rohkosternährung, die ja einige Berühmtheit erreicht hat und heute zum Teil in den Sprachschatz des Durchschnittskonsumenten eingegangen ist, auf okkulte Phänomene, nämlich die überlegene Kraft der Sonne, zurückführt. Er redet von einem Nahrungsintegral und von einem Lichtwert der einzelnen Nahrungsmittel und gebraucht dabei Begriffe, die außerhalb des naturwissenschaftlich Verstehbaren liegen. Sie sind letztlich nur Decknamen für magische Vorstellungen und Sonnenverehrung.

Schließlich finden wir diesen Verbund von Okkultismus und naturheilkundlichen Anschauungen wieder in der heutigen Praxis der natürlichen Ernährung und dort, wo sie gelehrt wird, nämlich bei dem Beruf des Heilpraktikers. Aus geistlicher Sicht – wir brauchen dazu nicht die schulmedizinische Schau – sind fast alle Methoden, die der Heilpraktiker ausüben darf, weltanschaulich nicht neutral. Dazu zählen Akupunktur, die Homöopathie, die Fußsohlenreflexmassage, die Irisdiagnostik, die Magnetopathie und der Mesmerismus, häufig sogar auch das Pendeln. Im Umkreis dieser Methoden feiert die Lehre von der natürlichen Ernährung ihre Triumphe. Es darf nicht verschwiegen werden, daß makabrerweise ausgedehnte empfehlende Hinweise auf das genannte heilpraktische Instrumentarium in den Büchern der oben gekennzeichneten christlichen Autoren zu finden sind. Es vervollständigt nur das Bild, wenn man weiß, daß nicht wenige Heilpraktiker eine sehr fromme, religiöse Haltung aufweisen. Viele Heilpraktiker, besonders im Süden Deutschlands, fühlen sich als treue Diener der Kirche und betrachten sich als Helfer der großen göttlichen Aufgabe des Heilens und damit als verlängerter Arm der Kirche. Ich selbst kenne eine Anzahl von Heilpraktikern, denen ich bestätigen kann, daß sie wiedergeborene Christen sind.

Doch auch durch eine an sich richtige, biblische persönliche Haltung werden belastete oder verkehrte Methoden nicht neutral oder gar christlich. Sie werden auch nicht wissenschaftlich, indem sich ausgebildete Schulmediziner auf dieses Denken einlassen und solche Methoden übernehmen. Hier können wir eine weitere interessante Beobachtung machen. Nicht wenige christliche Ärzte – ich glaube, daß es ungewöhnlich viele sind – meinen, der irgendwie innerlich empfundenen Verpflichtung im Hinblick auf Ethik und würdevollen Umgang mit dem Patienten dadurch gerecht werden zu können, daß sie von der kalten, technischen Schulmedizin, in welcher der Apparat dominiert, abgehen und zur weicheren Naturheilkunde übergehen, als ob diese angemessener, göttlicher und weniger bedrohend wäre. Aber mit diesem Abstieg – denn ein solcher ist es – werden sie unweigerlich zu Magiern der natürlichen Ernährung, weil diese nun einmal zum festen Repertoire der Naturheilkunde gehört.

Fassen wir zusammen: Die Geschichte der natürlichen Ernährung und auch die Praxis in der Gegenwart beweisen, daß die neue Ernährung, die eigentlich nichts anderes ist als angewandte Naturheilkunde, so gut wie immer in Verbindung mit okkulten, humanistischen und religiösen Phänomenen und Personen steht. Daraus folgern wir:

Es muß der natürlichen Ernährung unsichtbar etwas Bestimmtes anhaften, daß sie immer wieder zu einer solchen Gruppierung drängt; es muß ihr eine Qualität eigen sein, die sie mit großer Kraft zum Magischen und Okkulten zieht. Diese Nähe zu solchen Kräften kann, wie die Herkunft und das stets gemeinsame Auftreten beweisen, nicht zufällig sein.

URSPRUNG DER IDEE DES NATÜRLICHEN LEBENS UND DER NATÜRLICHEN ERNÄHRUNG

Das letzte Kapitel endete mit einem bedrohlichen Schluß. Wir sahen, daß die natürliche Lebensweise und die natürliche Ernährung so harmlos gar nicht sein können, weil sie immer zusammen mit humanistischen und okkulten Gedanken auftreten.

Wir haben nun die Frage zu untersuchen, weshalb die „Natur-Idee" eine solche Partnerschaft sucht und wo und weswegen in ihr fremde, antigöttliche Weltanschauungskräfte liegen. Der Schlachtruf „Zurück zur Natur!" bezieht seinen Elan und seine Überzeugungskraft von der Auffassung, daß die Natur gut ist. Wenn wir nur zurückfänden zu der Reinheit und Unverfälschtheit der natürlichen Lebensweise, so sagt man, dann bekämen wir auch Anschluß an die reinen und gesundmachenden Kräfte der Natur. In ihr sei all das vorhanden, was wir suchen und brauchen und was der Mensch durch seine Art und seinen Einfluß zerstört hat.

Im philosophischen Ansatz dieser Lehre ist wohl die Anschauung enthalten, daß der Mensch zerstörerisch wirkt und die Natur und das Leben verfremdet. Aber dieser Ansatz steht nicht auf biblischer Höhe. Gottes Wort erklärt uns nämlich, daß der Mensch durch den Sündenfall gänzlich gefallen ist. In ihm ist nichts Gutes, er ist in Sünden empfangen und von Mutterleib an böse. Vom Menschen ist also, wenn er sich selbst überlassen wird, nichts Gutes zu erwarten. Jean Jacques Rousseau, der bekannteste Vertreter der Natur-Idee, glaubte aber gerade, daß der Mensch, wenn er von allen gesellschaftlichen und kulturellen Einflüssen bewahrt würde und sich selbst frei entfalten könnte, eine gute, ja ideale charakterliche und seelische Entwicklung nehmen würde. Sein praktischer Versuch, mit dem er das beweisen wollte, wurde allerdings zu einem großen Desaster. Das Kind, das er von jeglicher Gemeinschaft isolierte und frei aufwachsen ließ, wurde ein tierhaftes, psychopathisches Wesen.

In der Bewegung der natürlichen Ernährung finden wir indessen nicht so sehr die laute Betonung, daß der Mensch selbst gut sei. Hier steht mehr die Aussage im Vordergrund, daß seine Umgebung, die Natur, gut ist, wenn sie sich selbst überlassen bleibt, und daß sie gut macht, zum mindesten aber heilt, wen und was sich ihr überläßt. Was steht aber hinter dieser Anschauung? Eine dicke, unbiblische These! Die Verherrlichung der Natur und der natürlichen Ernährung leugnet nämlich den Fall der ganzen Schöpfung.

Römer 1, 25 spricht von dem alten, nicht wiedergeborenen Menschen, den Paulus auch sonst häufig den natürlichen (!) Menschen nennt, daß er die Wahrheit Gottes in Lüge verwandelt habe und dem Geschöpf diene und es geehrt habe statt den Schöpfer. Mit anderen Worten, wir Menschen sündigen, wenn wir dem Geschaffenen, also der Natur, jene Ehre und Vortrefflichkeit zuerkennen, die allein dem Schöpfer gebührt.

Noch deutlicher ist das Wort Gottes zu diesem Thema in Römer 8, 19-22:

„Denn das ängstliche Harren der Kreatur wartet, daß Gottes Kinder offenbart werden. Es ist ja die Kreatur unterworfen der Vergänglichkeit – ohne ihren Willen, sondern um des willen, der sie unterworfen hat – auf Hoffnung; denn auch die Kreatur wird frei werden von der Knechtschaft des vergänglichen Wesens zu der herrlichen Freiheit der Kinder Gottes. Denn wir wissen, daß alle Kreatur sehnt sich mit uns und ängstet sich noch immerdar."

Nach dieser Schriftaussage hat also die Natur keinen Vorsprung vor dem Menschen. Sie wurde ohne ihren Willen durch unsere Herrschaft, die wir an den Teufel verspielt haben, wie wir selbst in die Vergänglichkeit, in die Knechtschaft und ein stetiges Sichängstigen und Sehnen geworfen. Die Natur hat also, wie ihr früherer Beherrscher, ihre einstige Qualität verloren. Sie ist nicht gut und erst recht nicht ein Reservat des Intakten.

Im Gegenteil. Der Mensch hat durch Jesu Tod und Auferstehung die Möglichkeit der geistlichen Erneuerung. Er wird durch den Glauben an Jesus zur Gerechtigkeit Gottes (2. Kor. 5, 21), also vor Gott angenehm. Gottes Güte und Gutsein wird durch den Akt der angenommenen Gnade die neue Qualität des Menschen. Was also dem Menschen schon hier zuteil werden kann, sofern er will, das bleibt der Natur, das heißt der Welt der Tiere und der Pflanzen, zunächst noch verschlossen. Ihre Erlösung kommt noch.

Diese biblische Aussage ist das Urteil über die Naturheilkunde insgesamt und auch über ihren wichtigsten Bestandteil, die natürliche Ernähung. Der Griff zu den reinen Naturbestandteilen, die Vermeidung von jeglicher Bearbeitung, das Verurteilen von bestimmten Nahrungsmitteln, die in ihrer Herkunft weniger sein sollen als andere, all das macht die Nahrung nicht besser, was ihre Heilwirkung anlangt. Sie hat in sich gar keine Heilwirkung.

Auch Gottes „Heilgarten" oder „die göttliche Kräuterapotheke", wie manche das Reich der Heilpflanzen nennen, hat die Eigenschaften nicht, die ihr zugeschrieben werden, wonach „der Herrgott für jede Krankheit ein Pflänzlein hat wachsen lassen". Hier tritt uns ja der verkehrte Denkansatz in Reinkultur entgegen: Für jede Krankheit gibt es das passende Kraut. Es ist alles da, wir müssen es nur finden, und deswegen zurück zur Natur!

Die Wahrheit ist vielmehr die, daß jene Krankheiten, die nicht durch die mitgegebenen Selbstheilungstendenzen, welche ja auch von Gott kommen, abheilen, nur dann durch die in der Natur vorkommenden Substanzen geheilt oder gelindert werden können – und das auch nur teilweise – wenn der Mensch sich dieser annimmt und sie in schwierigen und hochkomplizierten mechanischen und chemisch-physikalischen Prozessen reinigt, chemisch umbaut, haltbar macht und in exakten Quantitäten, die bis auf den Milligrammbereich stimmen müssen, anwendet. Als Beispiel mögen die Inhaltsstoffe der Fingerhutpflanze gelten. Für sich hat die Pflanze entweder gar keine Wirkung oder sie kann sogar schaden. Erst durch die Behandlung seitens des Menschen, die also genau jenen künstlichen Eingriff in Struktur und Inhaltsstoffe der Pflanze darstellt, der nach der Natur-Idee so verdammenswert erscheint, kann sie ihre vortreffliche Wirkung als Digitalispräparat bei herzkranken Menschen entfalten.

Der Slogan also „Zurück zur Natur, zur reinen Natur!" ist kein Fortschritt, sondern Rückschritt. Das gilt für die Praxis des Alltags beim Essen, das gilt für das Leben in unserer Zivilisation allgemein und das gilt erst recht für den an Jesus Gläubigen: Bejaht er diese Parole, so bekennt er sich zu einem heidnischen Grundsatz. Er tut dann so, als ob es in dieser heillosen Welt doch noch eine Insel der Unversehrtheit und des Friedens und auch der Hilfe gäbe, nämlich die reine Natur. Er wird dadurch zum Gehilfen der Täuschung und der Lüge und spielt dem Vater der Lüge, dem Teufel, in die Hände, der ein Interesse daran hat, den Menschen verkehrte Hoffnungen einzugeben und von der wirklichen Hilfe, die Jesus ist, abzulenken.

Ist das nicht ein wenig zu weit gegriffen? So mögen Sie fragen, lieber Leser, und denken dabei mit Wehmut an Ihren unschuldigen Kräutertee, der doch so harmlos ist und dennoch imstande sein soll, von giftigen Substanzen zu befreien, oder Sie denken an das unverfängliche Vollkornbrot aus reinem, ungemahlenem Roggen. Kann das so schlecht sein? Muß man denn gleich an die letzten geisteswissenschaftlichen Beziehungen und Hintergründe denken? Ist diese Argumentation nicht überdimensioniert? Nun, ich kann bei alledem nur auf das verweisen, was ich schon eingangs sagte. Für mich ist der gesamte Bereich der Ernährung sehr unwichtig. Vielleicht kommt es nicht zu häufig vor, daß ein Autor so wenig vom Thema seines Schreibens ergriffen ist. Andererseits leben wir nun einmal in einer Welt, die nicht neutral ist. Der Kampf zwischen Gottes Reich des Lichtes und dem Reich der Finsternis läßt kein Gebiet unseres Lebens aus, auch nicht ein so unwichtiges wie das des Essens. Das Neue Testament sagt deswegen, wie wir noch sehen werden, einiges zu diesem Thema. Und weil nun einmal der Feind Gottes auf diesem Gebiet Terrain gewonnen hat unter den Gläubigen – das war ja unsere Ausgangsfeststellung –, deswegen die Untersuchung über die geistlichen Hintergründe der normalen Ernährung. Und was zum Beispiel die genannte Vollkornbroternährung anlangt, ist dagegen nichts einzuwenden, vorausgesetzt, das Motiv stimmt.

Der Humanismus leugnet in allen seinen Erscheinungsformen, daß es einen moralischen Fall des Menschen und den Fall der Schöpfung überhaupt gab. Er fordert zum idealistischen Streben auf, weil es etwas zu erstreben gibt, weil man etwas mit seinen eigenen Kräften erreichen kann, weil es überhaupt etwas zu verbessern gibt. Das humanistische Denken setzt also das Gute, zum mindesten das nicht ganz Schlechte im Menschen und in seiner Umwelt, der Natur, voraus; denn sonst gäbe es nichts zu verbessern.

Durch die bisherigen Überlegungen haben wir erkannt, daß die neue Ernährung, die die natürliche Ernährung ist, letztlich nur eine Manifestationsform der humanistischen Philosophie ist. Wir wollen nun versuchen, die biblische Position demgegenüber zu formulieren. Aus dem kurzen geschichtlichen Rückblick über die Entwicklung der natürlichen Ernährung ging hervor, daß sich zur Natur-Idee immer das Okkulte hinzugesellte.

Wie ist das zu verstehen? Paulus sagt: „Sehet zu, daß euch niemand einfange durch Philosophie und leeren Trug, gegründet auf der Menschen Lehre und auf die Elemente der Welt und nicht auf Christus" (Kolosser 2, 8). Die Basis verkehrter Philosophie ist demnach menschliches Denken, also nicht Gottes Offenbarungen, und die Elemente dieser Welt. Was sind nun die Elemente dieser Welt? Nach einer anderen Textstelle in Galater 4, 8-10 müssen es gottferne und gottwidrige Grundanschauungen der unerlösten Welt sein, die von dämonischen Mächten gesteuert und getragen sind: „Aber zu der Zeit, da ihr Gott nicht kanntet, dientet ihr denen, die in Wahrheit nicht Götter sind."

Es müssen also wohl Götzen gemeint sein, die sonst in der Bibel als die Entsprechungen von Dämonen angesehen werden. Paulus fährt dann fort (Vers 9): „Nun ihr aber Gott erkannt habt, ja vielmehr von Gott erkannt seid, wie wendet ihr euch wiederum zu den schwachen und dürftigen Elementen, welchen ihr von neuem dienen wollt?"

Paulus sagt also: Man kann als befreiter Christ in fremde Dienste und Knechtschaft zurückfallen.

Nun wäre es wichtig zu wissen, worin sich ein solcher Rückfall, der insgeheim zum Dienst gegenüber finsteren Kräften führt, zeigt. In Vers 10 wird uns gesagt: „Ihr haltet Tage und Monate und Feste und Jahre." Also ist das gesetzliche und ängstliche Halten und Unterscheiden von bestimmten Tagen und Zeiträumen offenbar in einem magischen Sinne (wie etwa der 13., Neumond, der Freitag usw.) eine Ausdrucksform des Rückfalls in Knechtschaft (letztlich an Dämonen).

Zu dieser Frage können wir an anderer Stelle der Schrift Erstaunliches erfahren:

„Wenn ihr denn nun abgestorben seid mit Christus den Elementen der Welt, was lasset ihr euch denn Satzungen auferlegen, als lebtet ihr noch in der Welt: Du sollst das nicht angreifen, du sollst das nicht kosten, du sollst jenes nicht anrühren" (Kolosser 2, 20-21).

Das ist eine klare, biblische Sprache. Die verschiedenartigen Speiseverbote sind Ausdruck eines Verhaftetseins an die Elemente der Welt. Hinter ihnen wird die Hand des Feindes Gottes, des Teufels, sichtbar, der alle an allen Seiten unfrei machen will. Aber das wird in ein frommes Gewand gekleidet, hat den Schein der Weisheit und soll in dieser selbstgewählten Frömmigkeit und Demut letztlich zur Ehre der Menschen und nicht Gottes gereichen (Vers 23). Das ist schon eine denkwürdige und sicher nicht zufällige Schriftaussage: Verbote und Einschränkungen von Speisen können ein Ausdruck von herrschenden okkulten Kräften sein, die sich hinter den Elementen der Welt verborgen halten! Wir wollen uns daran erinnern, daß „okkult" vom lateinischen Wort „occultus" (versteckt und verborgen) kommt.

So harmlos aussehende, ja vernünftig erscheinende Gesundheitsregeln können also eine solche Herkunft haben! Dabei müssen wir mit dem Wort „können" sogar recht sorgfältig umgehen, weil der biblische Befund, wie wir noch sehen werden, kaum Ausnahmen zuläßt. In fast jedem Fall ist eine weltanschaulich bestimmte Einschränkung der Kost des Gesunden eine Freiheitsbeschränkung, hinter der Gottes Gegenspieler steht. Und wenn es dabei in der jeweiligen Begründung dieser Maßnahme besonders fromm zugeht, so müssen wir besonders mißtrauisch sein, weil uns das vom Heiligen Geist inspirierte Wort Gottes nahelegt, daß Speisemanipulationen und scheinheilige Demut und selbstgemachte Frömmigkeit Hand in Hand gehen. Darum sollte jeder an Jesus Gläubige, der die Kompetenz der Heiligen Schrift in allen Fragen seines Lebens anerkennt, eine besondere Sensibilität, fast möchte ich sagen, eine geistliche Allergie entwickeln, wenn er Bewegungen und Menschen gegenübersteht, die Einschränkungen der Ernährung predigen. Sie sollen diese Skepsis auch dann beibehalten, wenn das alles im Namen der Wissenschaft und aufgrund von medizinischen Erkenntnissen geschieht. In allen Kreisen der naturheilkundlich orientierten Ernährungsweise wird nämlich Schindluder mit der Wissenschaft getrieben. Andererseits hält die wirklich kritische Medizin in ihren jüngsten Veröffentlichungen sehr erstaunliche Aufschlüsse für uns bereit, welche den Laien und auch den medizinischen Fachmann nicht wenig überraschen werden. Wir werden uns mit ihnen noch eingehend beschäftigen.

GIBT ES EINE CHRISTLICHE NATÜRLICHE ERNÄHRUNG?

Wir sind eigentlich schon recht nahe am Kern des Problems. Nachdem uns die Tradition der Naturheilkunde, die wir kurz verfolgt haben, schon gezeigt hat, daß das religiöse Moment immer mit dieser Idee verbunden war, und wir obendrein gesehen haben, daß die Bibel Verbindungen zwischen Nahrungsbeschränkungen und unechter Frömmigkeit herstellt, brauchen wir uns nicht zu wundern, daß wir jetzt eine neue Welle von Büchern christlich-religiösen Inhalts zum Thema Ernährung auf uns zukommen sehen. Wir müssen jetzt nur die scheingeistlichen Gedanken in ihnen von den geistlich vernünftigen Ansätzen unterscheiden. So ist zum Beispiel nichts gegen Bücher über Fasten und über Ratschläge für Abmagerungsdiäten und die Herstellung von Säften usw. einzuwenden. Sie haben gewiß alle ihren ernstzunehmenden geistlichen Bezug.

Woran aber erkennen wir die irregehenden Publikationen der neuen Ernährungsbewegung auf dem christlichen Büchermarkt? Wir erkennen sie an dem Stellenwert, den sie der Nahrung einräumen. Diese wird zu einem überrangigen Lehr- und Weltsystem. Außerdem sind sie an unausgewogener Frömmigkeit zu erkennen, die auf Schritt und Tritt mit dem biblischen Sachverhalt kollidiert, obwohl sie sich fortlaufend gerade auf die Bibel berufen. Und sie entlarven sich an der Unlogik der Argumentation, die fortlaufend im Widerspruch zu gesicherten Fakten der naturwissenschaftlichen Ernährungsphysiologie steht. Die hinter der Natur-Idee stehende Ideologie ist im Grundsatz unlogisch und erweist diese Eigenschaft auch in der Praxis bis zum letzten Detail des alltäglichen Umgangs mit der Kost beim einfachen Bürger.

Weshalb zum Beispiel jemand das Fleisch aus seiner Nahrung gänzlich wegläßt oder statt normalen weißen Haushaltszuckers nur braunen Zucker oder gar Honig ißt, ist sowohl aus biblischer Schau als auch aus naturwissenschaftlicher Sicht der Ernährungswissenschaft nicht zu verstehen und in logischen Einzelschritten nachzuverfolgen. Hier versagt die übliche Methode des rationalen Folgerns, also des schrittweisen Schließens von Bekanntem auf Unbekanntes durch Logik und Beweis. Die Außerkraftsetzung der Logik ist ein besonderes Kennzeichen aller dämonisch inspirierten Lehren! Wir finden deshalb diese Tatsache in nahezu allen Bereichen des Heilpraktikerinstrumentariums und der okkulten Methoden schlechthin.

Wir wollen das verfolgen, indem wir uns den Inhalt der neuen Ernährungslehre nach „christlichem" Verständnis genauer ansehen. Ich sehe zwei Hauptgedanken in der Literatur.* Die übersteigerte Bedeutung der Ernährung für das Leben kommt in dieser Literatur u.a. wie folgt zum Ausdruck:

Ein Autor berichtet von Einzelschicksalen, die er in seiner Praxis gefunden hat. Sie stehen für Hunderte oder Tausende anderer. Eine Frau kam im Zustand der Erschöpfung, der Unruhe und der Angst zu ihm. Sie war ein Nervenbündel. Vorher hatte sie bereits eine zwölfmonatige psychiatrische Behandlung erfahren, ohne daß ihr geholfen werden konnte. Sie berichtete dem Autor, der niedergelassener Arzt ist, daß sie ihrer Arbeit nicht mehr

---

* Ich möchte den Leser daran erinnern, daß ich auf die Nennung von Autor und Verlag bewußt verzichten will. Die Herausgeber sind anerkannte amerikanische und deutsche Verlagsanstalten. Natürlich kann ich im Einzelfall auf Anfrage gern die Verlagshäuser und Autoren nennen.

nachkommen könne. Die Depressionen und ihre Ängste hätten einen ınkt erreicht, an dem das Leben für sie unerträglich geworden sei. Deswegen habe sie Schuldgefühle, sie sei verzweifelt und verwirrt und könne keine Entscheidung mehr treffen. Zuletzt habe sie nur noch zwei bis drei Stunden pro Nacht schlafen können. Wir sehen hier also die Schilderung einer langanhaltenden und ausgeprägten seelischen Störung.

Aber nun kommt das Besondere. Das Nachforschen jenes Autors ergab, daß die Frau von keinerlei seelischen Erschütterungen und Krisen, die als Ursachen für die Erkrankung hätten in Frage kommen können, zu berichten wußte. Der Autor hatte das auch nicht erwartet. Vielmehr erklärte er der Frau, daß er, wie bei vielen anderen ähnlich gelagerten Fällen, hier eine toxisch-allergische Reaktion (also eine Mischung von Gift- und Überempfindlichkeitsreaktion) vermute, die durch verkehrte, allergisierende Nahrung zustande komme. Die neuesten Forschungsergebnisse, so zitierte er seine Erklärung an jene Patientin weiter, wüßten von negativen biochemischen Reaktionen im Stoffwechsel des Menschen, die solche Symptome erzeugten, welche letztlich auf dem Boden einer unangemessenen Ernährung zustande kämen. Zur weiteren Klärung bat er dann um die Erlaubnis einer kurzzeitigen Einweisung in die Klinik, um dort ein überwachtes Fasten vorzunehmen, welches diagnostisch die für die Krankheit verantwortlichen Allergene in der Nahrung festzustellen helfe.

Das Fasten führte dann in diesem Fall zu einer überraschenden Besserung. Die Frau war beim nächsten Besuch völlig verändert und fröhlich. Ihr Gesundheitszustand hatte sich von Grund auf gebessert. Anschließend wurde dann ein spezifischer Ernährungsplan für sie aufgestellt, an welchem endgültig erkannt werden konnte, gegen welche Speisen die Patientin allergisch reagierte. Es erwies sich, daß viele ihrer Lieblingsspeisen extreme körperliche und seelische Symptome, unter denen sie seit Jahren litt, verursachten. Aufgrund von genauer Belehrung und einer ausgesuchten Diät, die sie dann in den folgenden Monaten einhielt, steigerte sich ihr Wohlbefinden in der nächsten Zeit weiter, bis sie wieder völlig gesund war.

Das war also ein typisches Fall-Beispiel aus einem christlichen Buch. Der Autor ist Mediziner und wiedergeborener Christ. Bei einer solchen Qualifikation muß der Leser annehmen, daß ihm gediegene Erkenntnisse vorgelegt werden. Er wird einem solchen Autor mehr Glauben schenken als einem weltlichen Wissenschaftler. Und was nun die beschriebenen Resultate anbelangt, erscheinen diese in der Beschreibung so schlüssig, so natürlich überzeugend, daß sich kaum ein Leser der Faszination, die von diesem Bericht ausgeht, entziehen kann. Es war ja auch von den neuesten Forschungsergebnissen die Rede. Sollte dann der Leser bei einer leicht hypochondrischen Verfassung und nicht ganz sicheren Fundierung seines Glaubens noch ähnliche vegetative oder psychische Probleme haben, was häufig genug gemeinsam vorliegt, dann hat das Buch sein Werk schon getan. Der Keim einer Hoffnung ist gelegt, der Leser wird seine Kost umstellen.

Doch zurück zu den Gedankengängen der „christlich" orientierten Ernährungslehre. Der Verfasser berichtet übrigens von ähnlichen Beispielen mit derselben Sicherheit und ähnlich strahlendem Ausgang. Schließlich verallgemeinert er seine Erfahrungen und kommt zu dem Schluß, daß die meisten psychischen Störungen und auch Krankheiten von psychiatrischem Ausmaß nichts mit seelischen Fakten, wie Mangelerlebnisse in der Kindheit oder mit geistigen Ursachen überhaupt, zu tun haben. Die Ursachen der vielen seelischen, vegetativen und körperlichen Krankheiten liegen vielmehr in biochemischen Prozessen, durch die im Gehirnstoffwechsel seelische Reaktionen erzeugt werden. Es sind Veränderungen im Stoffwechselgeschehen der einzelnen Nervenzelle, die letztlich die Zusammenbrüche bewirken, also in letzter

Konsequenz körperliche Abläufe und nicht ein geistiges Geschehen.

Es käme nun nur noch darauf an, so der Verfasser weiter, dem Körper zu helfen, zu seiner eigenen biochemischen Normallage zurückzufinden – denn der Körper kann sich bei vielen heilbaren Krankheiten selbst helfen – und die Gesundung wird eintreten. Also, der Schlüssel zum Verständnis und der Therapie von Ängsten, Depressionen, Zwängen, Schwäche, Schuldgefühlen, Schlafstörungen und anderen seelischen und körperlichen Entgleisungen liegt im Körperlichen, in einer Entgleisung des Stoffwechsels.

Das alles ist noch keine christliche Anschauung. Es sind nur allgemeine Aussagen von großer Kühnheit. Ich will es gleich richtig sagen: Diese Schlüsse sind ungeheuerlich, und zwar in jeder Hinsicht. Jeder neurochemische Spezialist wäre sprachlos, wenn er davon hörte. Übrigens, die Wissenschaftler sprechen auch nicht mehr mit den Naturheilphilosophen, weil diese doch keine Lehre annehmen. Die Biochemiker, Psychiater und Mediziner würden wohl keinen Widerspruch gegen solche Auffassungen erheben, weil sie die Dreistigkeit des Umgangs mit Fakten seitens der Naturheilkundler für schlechthin unkorrigierbar halten. Die Psychiater müßten sofort ihr Fach aufgeben, wollten sie diese Gedanken übernehmen. Ihre Disziplin wäre gegenstandslos geworden. Und die Christen sollten die Bibel verbrennen und aus den Kirchen austreten, weil ja ganz wesentliche Folgen der Sünde und die Sünde selbst – denn Angst ist in der Augen Gottes ein Akt des Unglaubens – einfach durch die Korrektur eines verkehrt gesteuerten biochemischen Ablaufs in der Nahrungsaufnahme behoben werden könnten. Wozu bedarf es dann noch des Sühneopfers Jesu? Was soll dann noch die Heilung bewirken?

Wir wollen diese ganze Theorie erst später eingehender beurteilen. Deshalb hier nur eine kurze Zwischenbewertung. In der Argumentationskette des Autors kommt jetzt eigentlich erst ein spezieller biblischer Abschnitt. Er sagt: Wir können nur dann wirksam in die verkehrt laufenden Prozesse eingreifen, wenn wir das richtige Verständnis vom Aufbau unseres Körpers haben. Im Hinblick auf 1. Mose 2, 7, wo uns geschildert wird, daß Gott den Menschen aus der Erde machte und ihm seinen lebendigen Odem einblies und so eine lebendige Seele aus ihm wurde, kommt er zu dem wirklich atemberaubenden Schluß, das beweise, daß unser Körper die Grundlage für das bilde, was wir seien, und somit unser Organismus darüber entscheide, wie wir funktionieren müssen.

So liegen die Probleme nicht primär im Gemüt. Weil also alle körperlichen und seelischen und geistlichen Abläufe miteinander verbunden sind, wobei die biochemischen Prozesse in der Nervenzelle das Bindeglied sind, können wir über den Körper Einfluß auf die Seele nehmen. Das bedeutet, daß die Nahrung, weil sie eine Zusammensetzung von verschiedenen Chemikalien darstellt, das entscheidende Mittel ist, um auf die genannten seelischen und körperlichen Symptome einzuwirken. Welch eine Theorie!

Aber damit hat sich der Ring geschlossen. Auf diesem Weg also kommt die Diät an die Krankheit, an die seelische Störung, an die Seele und an das allgemeine Wohlbefinden heran. Wenn also die Nahrung schlecht zusammengesetzt ist, können die Störungen nicht ausbleiben.

Entsprechende Beispiele folgen: Eine Frau, die offenbar wegen ihres ungezügelten Temperaments und Jähzorns straffällig geworden war und ihr Kind mißhandelte, unterwarf sich einem speziellen Diätplan. Es hatte sich nämlich herausgestellt, daß sie immer nach dem Genuß von Süßigkeiten die Herrschaft über sich verloren hatte. Aber sie konnte sich nicht dagegen wehren, weil das Gehirn, wie der Verfasser meint, auf Zucker übermäßig reagierte und dann solche Impulse in Gang setzte. Als sie dann keinen Zucker mehr zu sich nahm, ging es ihr besser.

In einem anderen Fall lag eine seit acht Jahren bestehende epileptische Anfallserkrankung vor, die bis dahin nicht erfolgreich hatte behandelt werden können. Auch hier war es der Zucker, der das Leiden unterhielt. Als der Zucker entzogen wurde, hörten die Anfälle vollkommen auf.

Diese so vorgetragene Anschauung gibt recht gut wieder, was hinter der geistlich begründeten Vorstellung über die richtige Ernährung steht: Eine völlige Verdrehung aller Positionen des Neuen Testaments, die im Zusammenhang mit dem Thema Speise stehen, ein Chaos von Gedanken und ein Dilettantismus der wissenschaftlichen Beweisführung, obwohl gerade hier ein besonders hoher Anspruch erhoben wird. Dahinter steht, den Verfechtern dieser Ideen vermutlich unbewußt, eine Kampfansage gegen die Wahrheit des Wortes Gottes.

Was zum Thema Zucker zu sagen ist, soll in einem späteren Kapitel behandelt werden. Die gesamte Darstellung der Zuckergefährlichkeit aufgrund von Überreaktion, Allergie und Giftwirkung ist lächerlich. Diese Aussagen sind frei aus der Luft gegriffen. Eine Zuckerallergie gibt es gar nicht! Alle gebrauchten Wissenschaftsausdrücke sind Worthülsen und ohne Verständnis ihrer Bedeutung gebraucht. Indem die Autoren zu den Begriffen und Beweisführungen der Wissenschaft greifen und sich auf angebliche Forschungsergebnisse berufen, bekennen sie, daß die Wissenschaft und damit die ihr unterliegenden Gesetzmäßigkeiten für sie Gültigkeit haben. Damit müssen sie sich aber auch an ihnen messen lassen. Die Förderer dieser Bewegung benutzen Ausdrücke, die nun einmal in ihrer Bedeutung festgelegt sind, und dennoch wagen sie es, diese willkürlich in einer schauerlichen Weise zu mißbrauchen. Der Begriff der Allergie ist exakt definiert. Die biologische Wissenschaft, insbesondere die Medizin, verbindet mit ihm spezielle Vorstellungen, die in allen Einzelheiten durch vielfache Beweise gesichert sind. Zuckerallergien und andere Allergien, die nach diesen Autoren als Ursache für die meisten Störungen zu sehen sind, stellen einen Unsinn dar.

Mark Twain schrieb einmal eine Geschichte, in welcher der Chefredakteur eines landwirtschaftlichen Wochenblattes in Urlaub ging und ihn, Mark Twain, bat, vertretungsweise für einige Wochen das Blatt zu führen. Mark Twain hatte keinerlei Kenntnis von Ackerbau und Viehzucht. Trotzdem kam er dieser Bitte nach und gab unter anderem folgende Anweisungen und Ausführungen in einem Leitartikel dieses Blattes: „Kartoffeln sollte man nie pflücken, sie werden dabei beschädigt. Es ist viel besser, einen Knaben hinaufklettern und den Baum schütteln zu lassen." Voller Sorge verbreitete er sich dann anschließend über die Aussichten der diesjährigen Ernte: „Es liegt auf der Hand, daß wir dieses Jahr eine späte Getreideernte haben werden. Deshalb ist den Bauern zu empfehlen, schon im Juli mit dem Setzen der Maiskolben und Pflanzen der Buchweizenkugeln zu beginnen, statt im August. Betrifft den Kürbis: Diese Beere gehört zu dem Lieblingsobst der Eingeborenen im Innern Neuenglands, die sie bei der Bereitung von Obstkuchen der Stachelbeere vorziehen und sie auch zur Kuhfütterung lieber als die Himbeere verwenden, da sie mehr füllt als sättigt. Der Kürbis ist die einzige genießbare Abart der Familie der Orangen, die im Norden gedeiht, ausgenommen die Kürbisflasche und ein oder zwei Abarten des Kürbisbreis. Aber die Sitte, ihn zwischen die Sträucher im Vorgarten zu pflanzen, kommt schnell aus der Mode, denn es wird jetzt allgemein zugegeben, daß der Kürbis sich als schattenspendender Baum nicht eignet." Mark Twain konnte sich in jenem Blatt auch über die Mauserzeit der Kühe auslassen und die Empfehlung aussprechen, das Stinktier zu zähmen, weil es so verspielt und ein guter Rattenfänger sei. Oberdrein machte er seine Leser vertraut mit der Tatsache, daß Venusmuscheln still liegenzubleiben pflegten, wenn man ihnen Musik vorspiele usw.

Ich möchte in diese köstliche Geschichte nicht zu tief

einsteigen und die Reaktionen der erschrockenen Leser und Bauern schildern, die sich zum Teil sicher ehrlich fragten, ob sie den Verstand verloren hätten oder der Verfasser des Artikels. Aber so wie jenen Lesern damals in dieser fingierten Geschichte ist einem Biologen und Naturwissenschaftler zumute, wenn er die Auslassungen der Naturheilkundler mit ihren Wissenschaftsbeweisen liest. Da stimmt in aller Regel auch nicht ein einziger Gedanke. Was aber bei Mark Twain zum Lachen ist, führt hier zum Weinen, weil solche Ausführungen ihre Opfer finden.

Die Autoren in der Reihe der „christlichen" naturheilkundlich orientierten Ernährungsbücher sprechen zum Beispiel über Nährstoffe ständig in einem peinlich verkehrten Sinne. Sie reden davon, daß der Mensch über das Verdauungsferment Cellulose verfüge, was nicht einmal die gräserfressenden Wiederkäuer in ihren Mägen haben. Die Aufspaltung von cellulosehaltigen Materialien, die übrigens auch nur teilweise erfolgt, geschieht in ihren Mägen durch Mikroorganismen. Hätten wir die Cellulose in unserem Verdauungstrakt, dann gäbe es vermutlich kaum ein Welthungerproblem. Jene Autoren sehen Gifte, wo die Wissenschaft sie nicht erkennen kann, oder sie gebrauchen ehrfurchtgebietende Fachausdrücke, ohne sie zu verstehen. Sie lassen sich über Vitamine aus, übernehmen Begriffe wie Vitaminmangelerscheinungen, mißachten dabei aber die Literatur von Tausenden wissenschaftlicher Arbeiten auf diesem Gebiet. Sie warnen vor Schädigungen durch Mangel an Vitamin E. Doch hat die Ernährungswissenschaft nicht ein einziges Mal beweisen können, daß der Grundstoff von Vitamin E überhaupt einen Vitamincharakter für uns hat. Sie sehen Psychosen durch Darmträgheit verursacht, Kopfschmerzen durch Erdnußbutter usw.

Alle diese Behauptungen verfolgen nur das Ziel, den Faktor Ernährung zu dem entscheidenden Moment überhaupt zu machen. Wir lesen es dann auch schwarz auf weiß: „Bei 15 von 20 Personen, die heute krank sind, liegen die Ursachen in der Ernährung." Man greift also zu den gröbsten Lügen, um das Ziel der Aufwertung der Nahrung als Ursache allen Leids zu erreichen. Haben diese Scheinwissenschaftler dann ihr Ziel erreicht, gehen sie zu der glorreichen Aufgabe über, durch Beschränkungen und Verbote zu heilen. Diese „christlichen" Ernährungsapostel gehen dabei so weit wie nur wenige säkulare Philosophen. Sie werten den Körper höher als die Seele und den Geist. Daß sie das ausgerechnet mit einer biblischen Begründung erreichen wollen, ist bezeichnend. Das Religiöse wird durch Manipulation des biblischen Wortes zum Steigbügel für das materialistische Denken. Substanz ist alles, Geist ist nur ein Überbau. Selbstverständlich wollen diese gläubigen Autoren ihrem Anspruch nach geistlich sein, aber sie entkräften diesen Anspruch indirekt durch ihre ungeistliche und unwissenschaftliche Methodik.

Es trifft zu, daß alle menschlichen Affekte wie Angst, Spannung, Unruhe und Schuldgefühle usw., um überhaupt erlebt werden zu können, in den Nervenzellen des Gehirns biochemische Abläufe als körperliche Entsprechung des seelischen Geschehens haben müssen. Aber die Umkehrung dieser Tatsache, daß man diese Vorgänge nur auf der Ebene der naturwissenschaftlichen Fakten zu beeinflussen braucht, und schon sind die Menschen von ihren Beschwerden geheilt, ist absurd und lächerlich. Erstens ist es medizinisch unmöglich, und zweitens schließt es die totale Verkennung der Natur von Ängsten, Traurigkeiten und anderen geistlich-seelischen Erscheinungen ein. Diese Autoren übersehen die Macht der Sünde als Ursache von Angst und Pein, die Welt des Dämonischen als die Exekutive in allen zerstörerischen Prozessen. Sie leugnen letztlich die Bedeutung der moralischen Werte, der Notwendigkeit des Gehorsams und der Gnade Gottes sowie die Versöhnung durch Jesus, weil die Heilung der Seele und des Körpers durch die richtige Ernährung stattfinden kann. Dazu bedarf es nicht mehr der Umschuldung unserer Sünde auf die Schultern unseres Herrn, nicht seines Leidens und seines Todes. Das alles bewirkt die Korrektur der biochemischen Abläufe in der Nervenzelle. Noch platter geht es nicht.

Auch an Jesus Christus Gläubige, also Menschen, die selbst die Macht der Sünde durchschaut und die Kraft des Blutes Jesu erlebt haben, vollführen solche Anschläge auf die geistlichen Hintergründe von Leben und Tod, Leid und Erlösung.

Erst durch die Kenntnis solcher Hintergründe ist es zu verstehen, daß in diesen Büchern Heilungen von Krebs durch Ernährungsumstellungen bezeugt werden. Ein solches Beispiel wird sogar angeführt, um den überragenden Nutzen einer Ernährung zu beschreiben, die sich an die Speiseregeln des Alten Testaments anlehnt. Aber das vermag keine Ernährung. Entweder kann eine Heilung durch eine Operation geschehen oder durch ein göttliches Wunder. Beides wird jedoch in jenem Buch nicht beschrieben. Somit handelt es sich um ein Wunder ohne ein Wunder. Oder, anders ausgedrückt, hier haben wir wieder ein Beispiel für die maßlose Überbewertung der angeblich richtigen Ernährung, die sogar übernatürliche Wunder hervorzubringen imstande ist. Eine solche Erfahrung, die einer der Buchautoren an sich selbst erlebt hatte und die er sogar auf dem Hintergrund seiner gottergebenen, bibeltreuen Haltung gewürdigt sehen möchte, ist in letzter Konsequenz eine antigöttliche Erfahrung, weil sie eine Lüge sein muß. Sie beweist, daß ein Heilungswunder ohne Jesus und ohne sein stellvertretendes Leiden und ohne Glauben möglich ist. Allerdings sind auch die medizinischen Mittel von Stahl und Strahl nicht mehr erforderlich. Die ganze wunderbare Kraft zur Gesundung liegt bereits in der Speise, nicht nur was die Verhütung betrifft, sondern sogar auch die Heilung. Solche Beispiele werden mehrfach gegeben. Entweder handelt es sich in solchen Fällen um unwahre Berichte – das wäre dann, trotz Lüge, noch die harmlosere Version – oder um tatsächliche Symptombeseitigung, und dann müßte eine „Heilung" durch okkulte Kräfte eingetreten sein.

Jedenfalls erinnern diese Fallbeschreibungen sehr an die vielen Berichte ähnlicher Art durch mystisch-okkulte Heilmethoden der Gesundheitsapostel und magischen Kräuterfrauen, wie wir sie in vielen Büchern der Volksfrömmigkeit und mystisch-religiösen Heilungsberichten, vor allem im Alpenraum, aufgezeichnet finden. Scheinfrömmigkeit, die aufgeladen ist mit biblischen Worten, aber sich doch nicht dem Gehorsam Christi unterstellt, verbindet sich immer wieder mit dunklen und okkulten Gedanken und mit dem Unlogischen. Dahinter steckt ein Geist der Lüge.

Wir müssen die unlogisch-unwissenschaftliche Thematik, die der Naturheilkunde eigen ist, noch weiter verfolgen. Was macht, nach Ansicht der Verfechter der natürlichen Lebensweise, eigentlich krank? Und wie erfolgt die Gesundung? Die meisten Krankheiten kommen nach der Sicht der Naturheilkunde, wie wir gesehen haben, durch falsche Nahrungsmittel zustande. Entweder ist die Nahrung wegen ihrer Unausgewogenheit mangelhaft, oder sie enthält giftige Stoffe, oder sie ist durch die technisch-chemische Aufbereitung entwertet und denaturiert. Was auch im einzelnen vorliegen mag, immer wird der Stoffwechsel geschädigt.

Der entscheidende Vorgang ist die sogenannte „Allergie". Dabei handelt es sich aber um eine schleichende Allergie von einer Art, die die Allergieforschung gar nicht kennt. Durch Überangebot oder Mangel oder Einseitigkeit oder Überarbeitung wird die Nahrung zu einem Allergen, also einer allergieauslösenden Substanz. Den Schaden erleidet wiederum der Stoffwechsel der einzelnen Zelle. Einige Stoffe sind besonders gefährlich, etwa der reine Zucker oder die leichtverdaulichen Kohlenhydrate oder bestimmte Fettsorten und manche Fleischsorten. Man muß dann diese Substanzen weglassen oder in natürlicher Form geben, und schon reagiert die Zelle normal. Das alles ist ein phantasievolles Gebäude eines wissenschaftlichen Märchens. Wie bereits gesagt, solche Allergien gibt es nicht. Es kann sie nicht geben, weil zum Beispiel Zucker zu den körpereigenen Grundsubstanzen gehört, gegen die es keine Allergien gibt. Alle anderen Stoffe werden, bevor sie vom Körper aufgenommen werden, in ihre Grundsubstanzen zerlegt, die nicht allergiefähig sind.

Die gezielte Beeinflussung der Nervenzellen ist so ziemlich das Schwierigste, was die experimentelle Medizin kennt. Die Nervenzelle ist nämlich so stark gegen alle chemischen Eindringlinge durch die sogenannte Blut-Hirn-Schranke geschützt, daß man nur mit vielen Kunstgriffen diese Barrieren überwinden kann. Wo es geschieht, sind es selten gezielte Eingriffe, sondern grobe, undifferenzierte Beeinflussungen. Es ist geradezu lächerlich, das mit einer Kostveränderung bewirken zu wollen. Die natürliche Ernährung bringt nur Hypothesen, eine abenteuerlicher als die andere. Beweise bleibt sie schuldig. Die Hypothese der Lebensmittelallergie benötigt sie, um einen Grund zu haben, Beschränkungen aufzuerlegen. Und mit diesen geht sie sehr großzügig um.

Auf dem Weg der scheinbiblischen und scheinwissenschaftlichen Argumentation wird also durch das Mittel der Lüge eine Bedrohung erzeugt, die es in Wirklichkeit gar nicht gibt, um dann durch Nahrungsmittelverbot die segensvolle Hilfe anzubieten. Ist das nicht ein überwältigender Segen?

DIE BEDEUTUNG DER BIBLISCHEN SPEISEGESETZE FÜR UNS

Die eine Stoßrichtung der neuen „christlichen" Ernährungslehre geht, wie wir gesehen haben, dahin, in einer fatalen Fehldeutung des biblischen Wortes dem Körper und dem Materiellen schlechthin Priorität über die Seele und den Geist zuzuerkennen. Die andere Stoßrichtung der neuen Ernährung richtet sich gegen das Herz des Neuen Testaments, gegen die Gnade.

Ausgangspunkt dieser Strategie ist die Tatsache, daß das mosaische Gesetz Vorschriften über die Ernährung enthält, die sogenannten Speisegesetze. Natürlich weiß jeder wiedergeborene Christ, daß für uns nicht mehr das Gesetz gilt, sondern die Gnade. Aber in den letzten Jahren ist eine neue Situation entstanden. Wissenschaftliche Forschung auf dem Gebiet der Ernährungsphysiologie soll, so sagt man, zutage gefördert haben, daß es Nahrungsmittel gibt, die für den Menschen nicht oder weniger zuträglich sind. Manche Speisen, die regelmäßig auf den Tisch des Abendländers kommen, seien sogar ausgesprochen gefährlich. Schweinefleisch zum Beispiel, so zitieren die „christlichen" Ernährungstheoretiker die Forschungsergebnisse der Wissenschaft, sei dem Menschen nicht zuträglich, weil es eine ungünstige Zusammensetzung von Fetten und Aminosäuren enthalte.

Jene Ernährungsexperten erinnerten sich daraufhin des alttestamentlichen Verbotes, Schweinefleisch zu essen. Bestimmte tierische Fette seien aufgrund ihrer Fettsäurenzusammensetzung für das Kreislaufsystem des Menschen gefährlich, indem es der schnellen Verfettung und Verkalkung der Adern Vorschub leiste. Sofort sah man die Entsprechung im Alten Testament. Dort wird ja auch vor dem Fett gewarnt (was gar nicht stimmt; aber was machen schon solche Feinheiten!). Alles Fett gehört dem Herrn (3. Mose 3, 16), zitiert man das Wort der Schrift.

Auch bei Zuckerprodukten sah man die Möglichkeit, aus der Schrift eine Warnung abzuleiten, weil es ja in den Sprüchen heißt, daß es nicht gut sei, zuviel Honig zu essen (Sprüche 25, 27). Predigt nicht die Wissenschaft schon seit langem, daß zuviel Zucker gefährlich für den Menschen sei? Man sah also Übereinstimmung zwischen den Forderungen des Gesetzes und den Geboten der neuen wissenschaftlichen Ernährungslehre. Dann bedurfte es nur noch eines kleinen Schrittes, um die einleuchtende Erkenntnis zu gewinnen: Es kann ja gar nicht anders sein. Die göttlichen Speisegebote weisen den besten Weg zur richtigen Ernährung, den man sich nur vorstellen kann. Immerhin hat der Schöpfer selbst diese Auswahl getroffen. Er muß es ja wissen. Kein Wunder, daß die neue Wissenschaft diese alten Gesetzmäßigkeiten wiederentdeckt.

Welchen Sinn sollten die Verbote und Gebote im mosaischen Gesetz sonst haben, als dem Volk Israel die beste Gesundheit zu vermitteln! Dieses Volk mußte ja als völkische Einheit immerhin die lange Zeit von ca. 4000 Jahren überleben können, bis es als gesamtes Volk vom Herrn angenommen wird. Weil aber die Juden die Träger der Verheißung sind, mußten sie erhalten werden, was u.a. durch die göttlich-genialen Speisegesetze erfolgte, in denen Gottes Weisheit zum Ausdruck kam. Heißt es nicht auch: „Es war kein Gebrechlicher unter ihren Stämmen" (Psalm 105, 37) und: „Der Herr wird dir keine von all den bösen Seuchen der Ägypter auflegen, wenn ihr diese Rechte hört und sie haltet und danach tut" (5. Mose 7, 15+12). Und neu erleben wir in der Literatur auch die folgende Drohung: Mit der Heilung von Krank-

heiten im Falle des Ungehorsams sieht es schlecht aus:
„Wenn du aber nicht gehorchen wirst der Stimme des Herrn und wirst nicht halten und tun alle seine Gebote und Rechte, so wird der Herr dich schlagen mit bösen Geschwüren an den Knien und Waden, daß du nicht geheilt werden kannst" (5. Mose 28, 15+35).

In einem Bestseller über christliche Ernährung wurde daraus der Schluß gezogen, daß medizinische und auch Glaubensheilung im Falle des Verstoßes gegen diese Ernährungsgebote nicht zu erwarten sind.

Ich möchte die Kette von Argumenten und Beweisen, die ins Feld geführt werden, weiter verfolgen. Es ist also zu einer Aktualisierung der Speisegesetze durch die neue Ernährungswissenschaft gekommen. Jetzt muß nur noch der Nachweis erbracht werden, daß diese Gesetze heute noch gültig sind, auch für uns Christen, und die Lehre ist schon biblisch gesichert.

Ein federführender Autor der Bewegung sieht eine Dreiteilung des gesamten Gesetzes. Es enthält erstens die grundlegenden göttlichen Moralgesetze, die zehn Gebote (2. Mose 20 und 5. Mose 5), zweitens die Speisegesetze (3. Mose 11 und 5. Mose 14) und drittens die Opfergesetzgebung (2. Mose 25 und 40 und weite Teile des dritten Buches Mose).

Das könnte man so noch akzeptieren; allerdings gibt es zusätzlich viele Einzelvorschriften, die sich auf Bereiche wie Zusammenleben in der Gemeinschaft, Umgang mit Heiden, Reinlichkeit und Umgang mit Eigentum befassen. Ohne Umschweife wird zunächst anerkannt, daß die Opfergesetze für uns hinfällig geworden sind, weil für uns jetzt das eine große Opfer Jesu gilt. Gewiß gelten für uns aber die Zehn Gebote, so wird betont, jedoch mit dem Unterschied, daß wir nicht durch das Halten der Gebote gerecht werden, sondern durch die Gnade Gottes und das Opfer Jesu gerecht geworden sind, um dann aus Dankbarkeit und in der Kraft des Heiligen Geistes diese Gebote als Maßstab des Handelns zu nehmen. Von den Speisegeboten heißt es nun, daß sie, ähnlich wie die Zehn Gebote, nicht selig machen, aber zu unserem Vorteil zu halten seien, weil sie nun einmal zu den Geboten des Herrn gehören. Wir sollen uns verhalten, so meint die Bibel, wie Jesus es tat. Nie blieb er dem Gesetz etwas schuldig. So hätten auch für uns die Anordnungen für unseren täglichen Wandel volle Gültigkeit, denn immerhin sagt ja Paulus, daß das Gesetz an und für sich gut sei. Unser Herr ist unser Vorbild und Beispiel. Heißt es doch von ihm, daß er unter das Gesetz getan war und es in jeder Hinsicht hielt. „Vielfach übertraf er noch seine Forderung. Laßt uns auch darin ihm nacheifern!" so heißt es wörtlich in einer Beweisführung aus der neueren christlichen Literatur. Der Höhepunkt dieser Argumentation ist dann der Verweis auf Johannes 10, 35, wo Jesus über das Gesetz sagt: „Die Schrift kann nicht gebrochen werden."

Der Leser wird erkennen, daß die sogenannte christliche Ernährungslehre damit eine gewichtige Position bezogen hat. Ob sie haltbar ist, will ich gleich untersuchen. Doch zunächst müssen wir uns noch mit dem Inhalt der alttestamentlichen Speisegebote beschäftigen. Die Gebote und Verbote drehen sich um das Begriffspaar *reine* und *unreine* Speisen, hauptsächlich aber *reines* und *unreines* Fleisch. Praktisch zielt die Anwendung des mosaischen Gesetzes heute auf die Frage, ob der Verzehr von Schweinefleisch erlaubt ist.

In 3. Mose 11, 2-10 lesen wir:
„Das sind die Tiere, die ihr essen dürft unter allen Tieren auf dem Lande. Alles, was gespaltene Klauen hat, ganz durchgespalten, und wiederkäut unter den Tieren, das dürft ihr essen. Nur diese dürft ihr nicht essen von dem, was wiederkäut und gespaltene Klauen hat: das Kamel, es ist zwar ein Wiederkäuer, hat aber keine durchgespaltenen Klauen; darum soll es euch unrein sein; den Klippdachs, denn er ist zwar ein Wiederkäuer, hat aber keine durchgespaltenen Klauen, darum soll er euch unrein sein; den Hasen, denn er ist auch

ein Wiederkäuer,* hat aber keine durchgespaltenen Klauen; darum soll er auch euch unrein sein; das Schwein, denn es hat wohl durchgespaltene Klauen, ist aber kein Wiederkäuer. Vom Fleisch dieser Tiere dürft ihr weder essen noch ihr Aas anrühren; denn es ist euch unrein.

Dies dürft ihr essen von dem, was im Wasser lebt: alles, was Flossen und Schuppen hat im Wasser, im Meer und in den Bächen, dürft ihr essen. Alles aber, was nicht Flossen und Schuppen hat im Meer und in den Bächen von allem, was sich regt im Wasser und allem, was lebt im Wasser, soll euch ein Greuel sein."

Aus dem hier gegebenen Ausschnitt des Tierreichs scheiden damit für uns Europäer der Hase und das Schwein sowie Schnecken, Muscheln und Tintenfische sowie Krebse aus. Der bedeutsamste Verzicht liegt jedoch beim Schweinefleisch. Das biblisch als unrein geltende Schwein ist nun in den Augen der neuzeitlichen Schweinefleischverächter tatsächlich auch biologisch unrein. Man nimmt Anstoß an seinen Lebensgewohnheiten, seiner Gefräßigkeit, die auch nicht vor Abfällen haltmacht, spricht von unreinem Fleisch, das sogar „giftig, verseucht und damit tödlich" sei.

Weil das Schwein über einen zu kurzen Darm verfügt, so argumentiert man, ist die Ausscheidung der Schlacken und aller vergifteten Stoffe vermindert, so daß diese einfach ungereinigt in das Gewebe übergehen. (Eine absurde laienhafte Deutung; quasi ein Schuß nach hinten. Es wäre nämlich biologisch viel eher einsehbar, daß, je kürzer der Darm ist, um so weniger Stoffe resorbiert [d.h. aufgenommen], also um so mehr Gifte ausgeschieden werden. Der Darm ist nämlich in erster Linie ein Resorptionsorgan, kein aktives Ausscheidungsorgan. Körper-

---

* Der Hase ist nicht im engen wissenschaftlichen Sinne ein Wiederkäuer; er macht jedoch für das Wiederkäuen typische Kaubewegungen. Deswegen wohl seine Einordnung hier.

gifte werden nicht aus dem Gewebe durch die Darmwand hindurch in das Darminnere ausgeschieden. Diese Funktion übernimmt die Niere.)

Auf den Verzehr von unreinem Schweinefleisch sei die mangelhafte Volksgesundheit zurückzuführen. Die Autoren wissen, daß bei Exzemen, Blutkrankheiten, Magen- und Leberleiden, Krebs, Schwindsucht (!) und vielen anderen Leiden diese Essensgewohnheit eine ursächliche Rolle bei der Auslösung der jeweiligen Krankheit spielt. Ansonsten sei das Schwein eine wandelnde Kloake und Misthaufen, eine Trichinenquelle ersten Ranges und der geheime Mörder vieler Menschen. Im Hinblick auf die Züchter von Schweinen also eine unredliche Quelle schnellen Gewinnes. Ein Autor meint aus Erfahrung, Schweinehalter seien skrupellos und würden schließlich an den Folgen ihres Tuns zugrunde gehen.

Wir sehen also, daß hier nicht zimperlich argumentiert wird. Eine solche Darstellung kann natürlich nicht ohne Widerspruch bleiben. Darauf sind die Verfechter der Schweinefleischächtung jedoch bereits eingestellt und haben ihre Auslegungen von neutestamentlichen Schriftworten parat, mit denen sie gegen alle Andersdenkenden zu Felde ziehen.

Das gesamte Lehrgebäude der unreinen Nahrungsmittel schwankt und wankt an allen Ecken und Enden, besonders aber an der Basis. Es fehlt ihm eigentlich jegliche biblische Grundlage. Die referierte biblische Begründung der Speiseverbote ist ein Musterbeispiel eines liederlichen Schriftgebrauchs, besser eines Mißbrauchs. Schon der Ansatz der biblischen Beweisführung hinsichtlich der Speisegesetze im Neuen Testament ist unzutreffend. Ein einziges Bibelwort aus dem Hebräerbrief vermag die ganze kunstvolle Begründung umzustoßen:

„Sie (die vordere Hälfte der Stiftshütte) ist ein Gleichnis auf die gegenwärtige Zeit: Es werden da Gaben und Opfer geopfert, die doch nicht können im Gewissen vollkommen machen den, der da Gottesdienst tut. Es

sind nur Satzungen äußerlicher Heiligkeit über Speise und Trank und mancherlei Waschungen, die auferlegt sind bis auf die Zeit, da die richtige Ordnung kommt. Christus aber ist gekommen ..." (Hebräer 9, 9-11).
In diesem Schriftwort ist nicht allein von Opfern und Gaben die Rede, der Heilige Geist spricht hier auch von den Satzungen äußerlicher Heiligkeit und über Speise und Trank und mancherlei Waschungen, die ihre Gültigkeit nur bis zu dem Zeitpunkt haben, da die neue Ordnung, der neue Bund, eingesetzt wird. Und wer will es bezweifeln, daß das durch Jesus bereits geschehen ist? Das bedeutet also, daß alle besonderen Gebote um Speise und Trank ihre Gültigkeit verloren haben. Ihr Wert ist total erloschen, nicht nur im geistlichen Sinn, sondern auch in jeder anderen Hinsicht. Wir sollten auch die Formulierung des Gesetzes bedenken: „Die unreinen Tiere sollen *euch* unrein sein" und sollen „*euch* ein Greuel sein". Sie sind es nicht in sich und absolut, sondern bestimmten Menschen für eine bestimmte Zeit. Die neutestamentliche Aussage ist eindeutig.

Die Zeit der Gnade schenkt uns die vollständige Offenbarung Jesu. Gnade vermag mehr als das Gesetz: „Das vorige Gebot wird aufgehoben – darum daß es zu schwach und nicht nütze war; denn das Gesetz konnte nicht zur Vollendung bringen –, und eingeführt wird eine bessere Hoffnung" (Hebräer 7, 18+19).

Der Römerbrief sagt, daß das Gesetz an und für sich gut sei. Und dennoch sei es nicht ausreichend. Es war „zu schwach und nicht nütze". Diese Aussagen sind für unsere Untersuchung sehr wertvoll, weil sie in klarer biblischer Sprache zum Ausdruck bringen, daß die zeitübergreifende Unantastbarkeit und Richtigkeit des Gesetzes keine biblische Position darstellt.

Auf dieser Ebene liegen auch andere Verkennungen von Gesetz und Gnade, die im Umkreis der Ernährungsthematik zu vernehmen sind. Weil Jesus als unser Vorbild dem Gesetz untertan war und weil wir ihm in jeder Hinsicht folgen sollen, müssen wir uns, so wird uns gesagt, mit demselben Ernst, den wir bei ihm sehen, dem Gesetz unterstellen. Welch tragische Fehldeutung des Wortes Gottes!

„Als die Zeit erfüllet ward, sandte Gott seinen Sohn, geboren von einer Frau und unter das Gesetz getan, auf daß er die, so unter dem Gesetz waren, erlöste, damit wir die Kindschaft empfingen" (Galater 4, 4-5). Jesus begab sich unter das Gesetz, auf daß wir von dem Gesetz befreit würden. Denn das Gesetz erzeugt Knechte, die Gnade aber Kinder (Römer 7, 6+8, 2). Doch wir sind nicht nur vom Gesetz befreit, sondern auch vom Fluch des Gesetzes, also den Folgen des Gesetzes, das wir nicht halten konnten. „Christus aber hat uns erlöst von dem Fluch des Gesetzes, da er ward ein Fluch für uns" (Galater 3, 13). Das bezieht sich aber gerade auf jenen Fluch, der uns nach der Ernährungsliteratur droht, wenn wir nicht die Speisegesetze beachten. Siehe obiges Zitat aus 5. Mose 28 und die daraus gefolgerte zitierte Bedrohung für unsere Gesundheit.

Es gibt Bereiche, in die hinein wir unserem Herrn nicht folgen sollen. Er wurde zur Sünde, damit wir die Gerechtigkeit Gottes würden (2. Korinther 5, 21). Er wurde zum Fluch und trug für uns den Fluch des Gesetzes, damit wir uns vom Gesetz und seinem Fluch fernhielten und den Segen Abrahams bekämen. Er wurde arm für uns, damit wir durch seine Armut reich würden (2. Korinther 8, 9).

Es ist schon interessant, was alles an grundlegenden geistlichen Wahrheiten in die Problematik der richtigen Ernährung eingeschlossen ist. Es lohnt sich in jeder Hinsicht, wachsam zu sein und auf geradem biblischem Kurs zu bleiben. Die Auswirkungen sehen wir sogar bei einem peripheren Thema wie dem der Ernährung.

Aber nun möchte ich auf einige Schriftstellen eingehen, die ebenfalls dieser Bewegung entgegengehalten werden, die diese aber durch ihre eigene exegetische Akrobatik zu widerlegen sucht. Jedem wiedergeborenen

Christen wird zur Frage der Ernährung die Geschichte von Kornelius (Apostelgeschichte 10) einfallen. Kurz bevor Kornelius durch eine Engelsbotschaft seine Boten ins Haus des Petrus nach Joppe schickte, bekam dieser, als er sich anschickte, zum Essen zu gehen, in Anbetracht des bereiteten Mahles folgende Vision:

„Er ward verzückt und sah den Himmel aufgetan und herniederfahren ein Gefäß wie ein großes leinenes Tuch, an vier Zipfeln niedergelassen auf die Erde. Darin waren allerlei vierfüßige und kriechende Tiere der Erde und Vögel des Himmels. Es geschah eine Stimme zu ihm: Stehe auf, Petrus, schlachte und iß! Petrus aber sprach: O nein, Herr; denn ich habe noch nie etwas Gemeines und Unreines gegessen. Und die Stimme sprach zum zweiten Mal zu ihm: Was Gott gereinigt hat, das heiße du nicht gemein. Und das geschah zu drei Malen; und das Gefäß ward sogleich wieder aufgenommen gen Himmel" (Apostelgeschichte 10, 10-16).

Die Verfechter der neuen Ernährung deuten diese Vision als ein Gleichnis, das in seiner Anwendung lediglich dazu diene, Petrus darauf vorzubereiten, daß das Evangelium auch zu den Heiden käme und daß es diese ebenfalls gerecht mache und er, Petrus, dabei von Gott gebraucht würde, was ja dann auch der weitere Fortgang der Begebenheit bewies. Nirgendwo sei davon die Rede, so argumentieren sie weiter, daß Petrus aufgefordert wird, Unreines zu essen. Obendrein sei zu beachten, daß das Tuch nach der Belehrung in den Himmel zurückgezogen wird, was die Ausleger gern so deuten, daß Petrus eben nicht der Verpflichtung unterworfen wurde, diese unreinen Speisen zu essen. Man dürfe eben den Bildinhalt nicht wörtlich nehmen, wenn es letztlich nur auf eine geistliche Anwendung in dem großen heilsgeschichtlichen Rahmen ankomme. Durch dieses Bild könnten die ewigen Gesetze der Ernährung nicht annulliert und die Verdauungsvorgänge bei Mensch und Tier auch nicht verändert werden.

Soweit also die Stellungnahme der neueren Ernährungsbewegung. Allein, ihre Interpretation läßt dabei außer acht, daß wir für die biblische Beurteilung der Streitfrage diese Geschichte eigentlich gar nicht brauchten. Die Frage ist nämlich durch den Hebräerbrief schon längst entschieden. Trotzdem können wir den Verfechtern dieser Philosophie auch diese Stelle nicht als ihr Feld überlassen. Ihre Interpretation ist schlechthin nicht akzeptabel. Es geht nicht an, einer Vision eine Anwendung zu entnehmen, nachdem man zuvor den ursprünglichen Bildinhalt ins Gegenteil verkehrt und abgelehnt hat. Immerhin kommt die Vision über die Speise zu einem Zeitpunkt, als Petrus hungrig zu Tische saß und im nächsten Augenblick die Boten des Kornelius hereinkommen, sicher, um nach der Vorbereitung durch die Vision mit Petrus Tischgemeinschaft zu pflegen.

Schließlich können wir auch nicht übersehen, daß die Aussagen des Bildes für sich gelten, zumal Gott selbst im Bild redet und etwas über die Speisen sagt. Es liegt hier also eine Vision vor, die obendrein von Gott im Verlauf der Vision selbst kommentiert wird: „Was Gott gereinigt hat, das heiße du nicht gemein". Das ist nicht nur ein frei interpretierbarer Bildeindruck, das ist schon die göttliche Deutung selbst. Diese Aussage bezog sich aber nun einmal auf Tiere. So ist die neue Sicht über Tiere und Speise die Primäraussage und die Anwendung auf die Gemeinschaft mit den Heiden die Sekundärinformation. Beides ist gültig, sowohl die wörtliche und ursprüngliche Bildaussage als auch der aus ihr zu ziehende verallgemeinernde Schluß. Eine richtige Anwendung einer an sich verkehrten Originalbotschaft ist absurd. Daß das Tuch dann anschließend in den Himmel zurückgezogen wird, welcher ja der Ort der völligen Reinheit ist, stellt keinen Beweis dar für die These, daß es sich hier gar nicht um Speise handelt. Im Gegenteil, zusammen mit dem Sachverhalt, daß es ein leinenes Tuch ist (Zeichen der Reinheit und der Heiligkeit), drückt es ja gerade besonders deutlich aus, daß der Himmel und diese ehemals unreinen Tiere sich gut miteinander vertragen.

Ich halte es für nötig, daß wir in dieser Frage möglichst den gesamten neutestamentlichen Befund erheben, damit sie ein für alle Male entschieden werden kann.

Anhand von zwei weiteren Schriftstellen können wir erkennen, wie mit dem biblischen Wort operiert oder besser, wie es manipuliert wird, damit es sich möglichst in das weltanschauliche Konzept der neuen Ernährung einfügt. Jesus sagt nach Markus 7, 18-21:

„Und er sprach zu ihm: Seid ihr denn auch so unverständig? Merkt ihr nicht, daß alles, was von außen in den Menschen hineingeht, ihn nicht unrein machen kann? Denn es geht nicht in sein Herz, sondern in den Bauch, und geht aus durch den natürlichen Gang. So erklärte er alle Speisen für rein. Er sagte aber: Was aus dem Menschen herauskommt, das macht den Menschen unrein, denn von innen, aus dem Herzen der Menschen, kommen die bösen Gedanken."

Jesus spricht hier von zwei Dingen: Alle Speise ist rein, und nichts, was von außen in den Menschen hineingeht, kann ihn unrein machen. Kontakt mit Speise hinterläßt keine Befleckung. Die andere Aussage bezieht sich auf die Gedanken, die aus dem Herzen der Menschen kommen. Sie sind unrein und machen unrein, und zwar den, der sie äußert.

Die spitzfindige und unbiblische Entgegnung der Befürworter der neuen Ernährung lautet aber, „daß die Nahrung die Seele und das Herz nicht beflecke", weil sie da nicht hinkäme, „wohl aber den Leib des Menschen verunreinigt", (so ein wörtliches Zitat aus einem einschlägigen christlichen Buch über gesunde Ernährung). Wie dieser Autor in dieser Argumentation seinen Punktsieg herbeizuführen sucht, wird sofort offensichtlich. In einer einseitigen, selbst ernannten Verfügung bestimmt er gewissermaßen im Handstreich, daß Jesus hier nur über das Herz des Menschen und über die bösen Gedanken redet. Mit dieser willkürlichen Deutung will er erreichen, daß aus dieser Schriftstelle keine Aussage über den Körper gewonnen werden darf. Aber das stimmt natürlich nicht. Jesus redet vom ganzen Menschen, nicht allein von seiner Seele. Er erklärt, daß der Mensch, wozu auch sein Leib und sein Bauch gehört, nicht von dem, was von außen hineingeht, also der Speise, verunreinigt wird. Schließlich heißt es im Klartext sogar: „So erklärte er alle Speise für rein." Dieser Satz beendet alle Diskussion.

Aber wie muß es um die Motivation des Autors bestellt sein, daß er sich so offenbar und so primitiv am Text vergeht? Wir sehen an jedem Detail der Argumentation, daß die gesamte biblische Begründung der neuen Ernährung fehlerhaft ist.

Ähnlich verhält es sich auch mit anderen Schriftaussagen zu diesem Themenkreis:

„Der Geist aber sagt deutlich, daß in den letzten Zeiten werden etliche vom Glauben abfallen und anhangen den verführerischen Geistern und Lehren böser Geister durch Heuchelei der Lügenredner, die ein Brandmal in ihrem Gewissen haben. Sie gebieten, nicht ehelich zu werden und zu meiden die Speisen, die Gott dazu geschaffen hat, daß sie mit Danksagung empfangen werden von den Gläubigen und denen, die die Wahrheit erkennen. Denn alles, was Gott geschaffen hat, ist gut, und nichts ist verwerflich, was mit Danksagung empfangen wird; denn es wird geheiligt durch das Wort Gottes und Gebet" (1. Timotheus 4, 1-5).

Man fragt sich wirklich, wenn man diese eindeutigen Schriftworte liest, wie sie von der neuen Ernährungsbewegung zu ihrer Sache gemacht werden können. Zwei Möglichkeiten sah der Verfasser, der sich bei diesem Thema besonders stark macht. Er weiß zu berichten, daß der Satzteil: „Speisen, die Gott geschaffen hat, daß sie mit Danksagung empfangen werden", aus dem Griechischen wörtlich wie folgt zu übersetzen sei: „Speisen, die Gott zur Nahrungsaufnahme geschaffen habe". Dadurch will der Autor beweisen, daß nicht alle Speisen zur Nahrung geschaffen waren.

Das ist eine schlichte Fälschung des Textes. Das Wort Nahrungsaufnahme steht nämlich nicht im Text, sondern nur der Begriff Entgegennahme der Speise, übrigens ein Ausdruck, der nur einmal im gesamten Neuen Testament vorkommt. Ferner kennt das Griechische im Satzzusammenhang nicht jene Hervorhebung in dem Sinne wie „jene Speise, die" oder etwa „nur die Speise, die zum Verzehr gedacht ist". Der Text kennt keinerlei Beschränkung oder Einschränkung oder Eingrenzungen von bestimmten Speisen im Unterschied zu anderen. Die Betonung des Grundtextes liegt eindeutig darauf, daß die Speisen von Gott geschaffen worden sind, um mit Danksagung angenommen zu werden.

Der Text interpretiert sich übrigens selbst, indem Paulus durch den Heiligen Geist sagt: „Denn alles, was Gott geschaffen hat, ist gut, und nichts ist verwerflich, was mit Danksagung empfangen wird." Letzteres ist dann schon der dritte Beleg in diesem kurzen Abschnitt dafür, daß für uns Angehörige des neuen Bundes alle Speisen gut sind.

Die andere Möglichkeit der Umdeutung in seinem Sinne sieht der Autor in Vers 5. Er übersetzt: „Es" (gemeint ist, was Gott geschaffen hat) „wird zuvor abgesondert durch das Wort Gottes". Diese Fälschung ist gleichermaßen bezeichnend wie köstlich. „Heiligen" kann in der Tat die Bedeutung von „absondern" haben, aber im Sinne des Absonderns für Gott oder besser des Reservierens und Tauglichmachens für Gott. So will der Autor das natürlich nicht verstanden wissen. Das verstärkt nämlich die Aussage, daß die Speise rein sei.

Dann kommt noch der Kunstgriff: Absonderung durch das Wort, das heißt doch, durch das alttestamentliche Wort des mosaischen Gesetzes, weil es damals zu dem Zeitpunkt, als Paulus diesen Brief schrieb, noch keinen neutestamentlichen Kanon gab. Somit sei zu übersetzen:

„Zuvor muß eine Aussonderung der unreinen Speisen gemäß dem Gesetz erfolgen. Der Rest, der rein ist, kann dann gegessen werden."

Erstens steht im Text kein „zuvor". Zweitens übersieht der Autor geflissentlich, daß die Heiligung der Speise nicht nur durch das Wort, sondern auch durch das Gebet geschieht. Hier scheidet aber diese kunstvolle Manipulation, die wir eben gesehen haben, aus. Drittens verkennt der Autor, daß zum Zeitpunkt der Abfassung dieses Briefes (um das Jahr 63) ein Teil der Evangelien bereits im Umlauf war. Schließlich irrt er sich im Hinblick auf den Textzusammenhang. Alles, was geheiligt wird, bezieht sich nämlich über das rückbeziehende Wort „denn" (Vers 4 am Anfang) auf die von Gott geschaffenen Dinge, die mit Danksagung angenommen, also gegessen werden sollen. Der Autor hat sich hier also beim Subjekt geirrt. Das Abgesonderte soll nicht weggetan, sondern verspeist werden!

Diesen apologetischen und etwas qualvollen Teil unserer Untersuchung, lieber Leser, möchte ich nun hinter uns lassen. Er konnte uns nicht erspart bleiben, weil er die Mitte des Mißbrauchs von Gottes Wort aufdeckt. Wir müssen wissen, wie die verkehrten Ideologien zustande kommen, damit wir uns besser gegen sie schützen können.

Nun noch einige weitere Schriftbelege, jetzt jedoch nicht mehr in stetiger Abwehr von verkehrten Deutungen. Das Neue Testament ist zu diesem Thema erstaunlich reichhaltig.

„Lasset euch nicht durch mancherlei und fremde Lehren umtreiben, denn es ist ein köstlich Ding, daß das Herz fest werde, welches geschieht durch Gnade, nicht durch Speisegebote, davon keinen Nutzen haben, die damit umgehen" (Hebräer 13, 9).

Speisegebote haben also keinen Nutzen! Eine erstaunlich einfache Formel, die uns Gottes Wort gibt.

Die vielleicht entscheidendste Aussage des Neuen

Testaments zu dem Thema Ernährung finden wir in der Beschlußfassung des Apostelkonzils.

„Denn beschlossen haben der heilige Geist und wir, euch keine Last weiter aufzulegen als nur diese nötigen Stücke: daß ihr euch enthaltet vom Götzenopfer und vom Blut und vom Erstickten und von Unzucht; wenn ihr euch vor diesen bewahrt, tut ihr recht" (Apostelgeschichte 15, 28-29).

Diese Antwort, eingegeben vom Heiligen Geist, ist deswegen so grundsätzlich, weil sie ein offizieller Beschluß zu der Streitfrage ist, die wir gerade behandeln, und weil sich ihre Aussage über mehrere Bereiche des mosaischen Gesetzes erstreckt: das moralische Gesetz, die Speisegebote und die schwierige Frage des Genusses von Fleisch, das mit Götzenopfer zu tun hatte. Die Antwort ist eindeutig. Bis auf die Empfehlung bezüglich des Blutes sind alle Speiseregeln durch diesen Raster der neuen Freiheit in Jesus durchgefallen und für uns außer Kraft gesetzt worden.

Aber selbst für das Götzenopferfleisch hält uns das Neue Testament neue klare Regeln bereit. Hinter allen Aussagen steht die grundlegende Feststellung, daß die Speise an und für sich gut ist. Zum Schaden kann sie uns nur dann gereichen, wenn wir sie mit unruhigem Gewissen essen, weil wir nicht sicher sind, ob sie Beziehung zu Opferhandlungen hatte oder nicht. Dazu auszugsweise einige Verse aus Römer 14 (Verse 1-4), die die Erkenntnis des Apostels deutlich zeigen:

„Des Schwachen im Glauben nehmet euch an und verwirret die Gewissen nicht. Einer glaubt, er dürfe alles essen; wer aber schwach ist, der isset kein Fleisch. Wer isset, der verachte den nicht, der da nicht isset; und wer nicht isset, der richte den nicht, der da isset; denn Gott hat ihn angenommen. Wer bist du, daß du einen fremden Knecht richtest? Er steht oder fällt seinem Herrn. Er wird aber stehen bleiben; denn der Herr kann ihn wohl aufrecht halten."

Wer schwach im Hinblick auf Fleischgenuß ist, legt Paulus im 1. Korintherbrief fest:
„Denn wenn dich (der du stark bis), der du das Wissen hast, jemand zu Tisch sitzen sähe im Götzenhaus, wird nicht sein Gewissen, da er doch schwach ist (was heißt, daß er nicht die Freiheit hat, solches Fleisch zu essen), bestärkt, das Götzenopfer zu essen? Und so wird über deinem Wissen der Schwache ins Verderben kommen" (1. Korinther 8, 10).
Wir halten fest: Fleisch ist an und für sich gut, und der Verzehr von Fleisch ist als Vorgang ebenfalls unschädlich. Ob es aber im Einzelfall für mich gut oder schlecht ist, entscheiden mein Gewissen und das Motiv des Fleischverzehrs. Obendrein kann durch meine Freiheit der Beobachtende und Zeuge meines Verhaltens in Not geraten.

Auf dieser Ebene bewegen sich auch die Aussagen aus 1. Korinther 10:
„Alles ist erlaubt, aber es frommt nicht alles. Alles ist erlaubt, aber es erbaut nicht alles. Niemand suche das Seine, sondern das, was des anderen ist. Alles, was feil ist auf dem Fleischmarkt, das esset, und forschet nicht nach, auf daß ihr das Gewissen nicht beschweret. Denn die Erde ist des Herrn und was darinnen ist. Wenn jemand von den Ungläubigen euch einladet und ihr wollt hingehen, so esset alles, was euch vorgesetzt wird, und forschet nicht nach, auf daß ihr das Gewissen nicht beschweret. Wenn aber jemand würde zu euch sagen: Das ist Opferfleisch, so esset nicht, um des willen, der es euch anzeigt, auf daß ihr das Gewissen nicht beschweret. Ich rede aber vom Gewissen, nicht deinem eigenen, sondern von dem des andern. Denn warum sollte ich über meine Freiheit lassen urteilen von eines anderen Gewissen? So ich's mit Danksagung genieße, was sollte ich mich dann verlästern lassen über dem, wofür ich danke?" (1. Korinther 10, 23-30).

„Die Erde ist des Herrn und was darinnen ist." Auch

das Götzenopferfleisch. Welch einzigartige Erklärung! Es bleibt so lange für uns gut, wie wir nichts über die bisherige Verwendung wissen. Wer im Gewissen stark ist, kann selbst dann ohne geistlichen Schaden essen, wenn er weiß, daß das Fleisch aus heidnischer Kultstätte kommt. Aber im Hinblick auf das Gewissen seines Bruders muß der an Jesus Gläubige dennoch davon Abstand nehmen, es zu essen. Alle Speisen sind also grundsätzlich rein und sollten mit Danksagung genossen werden. Die Begrenzung liegt im eigenen Gewissen und dem des Bruders und nicht in der biologischen Natur des Fleisches oder in seiner Herkunft.

Ähnliche Gedanken, vielleicht noch klarer ausgedrückt, finden wir im weiteren Verlauf des 14. Kapitels des Römerbriefes:

„Wer auf die Tage hält, der tut's dem Herrn; und wer isset, der isset dem Herrn, denn er dankt Gott dabei; und wer nicht isset, der isset dem Herrn nicht und dankt Gott auch. Das Reich Gottes ist nicht Essen und Trinken, sondern Gerechtigkeit und Friede und Freude in dem heiligen Geist. Wer darin Christus dient, der ist Gott gefällig und den Menschen wert. Darum lasset uns dem nachstreben, was zum Frieden dient und zur Auferbauung untereinander. Zerstöre nicht um der Speise willen Gottes Werk. Es ist zwar alles rein; aber es ist nicht gut für den, der es isset mit schlechtem Gewissen. Es ist besser, du issest kein Fleisch und trinkest keinen Wein und tust nichts, daran sich dein Bruder stößt. Den Glauben, den du hast, behalte bei dir selbst vor Gott. Selig ist, der sich selbst kein Gewissen macht bei dem, was er für recht hält. Wer aber dabei zweifelt und isset doch, der ist gerichtet, denn es geht nicht aus dem Glauben. Was aber nicht aus dem Glauben geht, das ist Sünde" (Römer 14, 6 und 17-23).

Obwohl alle Speise gut ist, findet unsere Freiheit ihre Grenze im engen Gewissen unseres Bruders. Was ihn selbst oder mich, den Essenden, im Gewissen unruhig macht und in Zweifel bringt, das ist Unglaube. Alles aber, was nicht aus Glauben geschieht, der immer den inneren Frieden freisetzt, das ist Sünde.

Hier liegt also der entscheidende Gesichtspunkt. Wir wandeln, auch was das Essen betrifft, im Glauben und nicht im Schauen. Das geht sogar soweit, daß wir im Fall des Genusses von götzenopferverdächtigem Fleisch ausdrücklich wegschauen sollen, um keine belastende Information zu bekommen. Seit dem Sühneopfer Jesu und seiner Auferstehung ist alles, was dinglich ist, was geschaffen ist, was anfaßbar und was eßbar ist, rein. So kann also nicht durch die Speise selbst, sondern nur durch den verkehrten Gebrauch, durch angstvollen Umgang, der eine Form von Unglauben darstellt, und unzulängliche Motivation nachträglich und künstlich ein Schatten auf unser Essen und Trinken fallen.

Wenn die Bibel von der grundsätzlichen Reinheit aller Speisen spricht, dann meint sie damit nicht, daß das Geschaffene gut sei. Rein heißt lediglich: nicht belastet und wertneutral. Die reine Speise schadet uns nicht, aber sie hat nicht in sich eine übernatürliche Heilkraft.

Nachdem wir aus dem Worte Gottes eine neue Beurteilung und auch neue Freiheit in bezug auf die Speisen bekommen haben, müssen wir noch die Antwort einer anderen gewichtigen Instanz, nämlich der objektiven Ernährungswissenschaft, zu diesem Thema einholen. Sollte es möglich sein, daß uns die Bibel erstaunliche und überraschende Freiheiten zum Thema Ernährung zugesteht, die uns dann die wissenschaftliche Ernährungslehre aufgrund ihrer Forschungsergebnisse doch wieder nehmen darf?

DIE NEUE ERNÄHRUNG IM LICHT DER EXAKTEN ERNÄHRUNGSWISSENSCHAFT

Fraglos haben manche Ergebnisse wissenschaftlicher Arbeiten Eingang gefunden in die praktische Ernährungsweise des Bürgers. Auch die Naturheilkunde hat sich der wissenschaftlichen Ernährungslehre bedient. Die häufigen Verweise auf wissenschaftliche Arbeiten in der Literatur und überhaupt die Vorliebe der Autoren der natürlichen Ernährungsweise für wissenschaftliche Ausdrücke sind dafür ein beredtes Zeugnis. Ich versuchte zwar herauszustellen, daß es sich dabei weitgehend um eine Scheinwissenschaftlichkeit handelt. Aber Tatsache ist, daß entweder auf direktem Wege oder über den Weg der Naturheilkunde manche gesichert anmutenden Ergebnisse der exakten Ernährungswissenschaft in richtiger oder auch falsch verstandener Form Eingang gefunden haben in die Ernährungspraxis des Volkes.

In den letzten 20 bis 30 Jahren ist außerordentlich viel wissenschaftlicher Fleiß auf die Erforschung des Zusammenhangs zwischen Ernährung und Gesundheit bzw. Krankheit verwendet worden. In Hunderten und Tausenden von wissenschaftlichen Aufsätzen wurden weltweit die Ergebnisse der Forschungsarbeiten zusammengetragen, die es heute erlauben, eine gesunde durchschnittliche Ernährung zu definieren. Natürlich gibt es keine abgeschlossene, vollständige Erkenntnis über ein wissenschaftliches Forschungsgebiet. Aber es gibt sehr wohl so etwas wie ein vorläufiges und gesichertes Resultat über einen Forschungsbereich mit verläßlichen Grundaussagen. Und im Hinblick auf die Frage, wie die Ernährung des gesunden Menschen auszusehen hat, haben wir diesen Zustand erreicht. Die Summe aller verläßlichen Forschungsveröffentlichungen war überraschend!

Zunächst schien jedoch alles verworrener und komplexer zu werden. Neue Studien über die Auswirkungen von Ernährungsgewohnheiten auf unsere Gesundheit, die zum Teil so umfassend angelegt waren, daß das Eßverhalten der Bevölkerung von ganzen Städten untersucht wurde, wiesen immer mehr Gefahren in unserer Ernährung für die Gesundheit des Volkes auf. Ein Schwergewicht der wissenschaftlichen Tätigkeit der letzten Jahre lag insbesondere auf der Untersuchung der tatsächlichen oder vermeintlichen Schädlichkeit von bestimmten Fetten, von Zucker und der landesüblichen Fleischernährung.

In diesen Wochen hat nun Glatzel, der Nestor der deutschen Ernährungslehre, eine Übersichtsarbeit vorgelegt, in welcher er aus allen erreichbaren wissenschaftlichen Arbeiten der Weltliteratur zu diesem Thema, die im Verlauf der letzten zwei bis drei Jahrzehnte veröffentlicht wurden, das Fazit zog. Er und viele andere Experten, unter ihnen besonders der international anerkannte Wissenschaftler Pflanz, haben dabei die wissenschaftlichen Arbeiten der sogenannten Epidemiologie einer besonders strengen Untersuchung unterzogen. Unter Epidemiologie versteht man die Lehre der Beschreibung krankheitlicher Störungen in der Bevölkerung in Abhängigkeit von deren örtlichem Vorhandensein in bestimmten Ländern und von kulturellen, ernährungsphysiologischen Faktoren sowie Alltagsverhalten und Eßgewohnheiten. Beispielsweise untersucht die Epidemiologie die Frage, welch ein Zusammenhang bestehen könnte zwischen bestimmten Ernährungsgewohnheiten der Japaner, die sich von den unsrigen unterscheiden, und der Tatsache, daß in Japan Magenkrebs viel häufiger vorkommt als bei uns.

Solche Beobachtungen bestimmter Ernährungsweisen mancher Bevölkerungsgruppen und der bei ihnen auftretenden besonderen Krankheiten waren mit verschiedenen Fragestellungen in großer Anzahl weltweit angestellt worden. Dabei hat sich jedoch gezeigt, daß viele wissenschaftliche Arbeiten in ihrem Ansatz ungenügend waren und deswegen verkehrte Ergebnisse boten.

Ein Hauptfehler dieser Arbeiten auf dem Ernährungssektor war die Verwechslung von gleichzeitigem Vorkommen (Korrelation) und ursächlichem Zusammenhang (Kausalität). Dafür ein inzwischen bekannt gewordenes Beispiel. Man hat seit langem immer wieder beobachtet, daß ein erhöhter Cholesterin-Wert im Blut in einer statistisch gesicherten Weise einhergeht mit einer erhöhten Bereitschaft, eine Gefäßerkrankung im Sinne der Arteriosklerose zu entwickeln, die sich dann häufig in Gestalt eines Herzinfarkts äußert. Wenn dies immer wieder gemeinsam vorgefunden wird, glaubt man schließlich, das eine (das vermehrt vorhandene Cholesterin im Blut) sei für das andere, nämlich den Schaden an den Arterien, verantwortlich. Aber das ist nur ein scheinbar ursächlicher Zusammenhang. Nicht das Cholesterin selbst erzeugt die Infarkte, sondern, wie wir heute wissen, eine Umstellung des Kreislaufsystems im Sinne einer nervös gesteuerten Mehrbelastung des Herzens und des gesamten vegetativen Systems, die sich u. a. auch durch eine zusätzliche körpereigene Cholesterinanhebung im Blut zu erkennen gibt. Der Cholesterinspiegel ist aber lediglich ein Indikator. Nicht das Cholesterin in der Nahrung ist der Verursacher, sondern ein unangemessener, leistungsbezogener und hektischer Lebensstil, der über mehrere Reaktionsschritte dazu führt, daß der Stoffwechsel eine höhere Konzentration von Cholesterin im Blut erzeugt. Ursächlich (Kausalität) liegen die entscheidenden Faktoren im Lebensstil und in der Überstimulierung des Kreislaufs; die Cholesterinerhöhung hat nur die Funktion der Korrelation. Dementsprechend bewirkt eine medikamentöse Verminderung des Cholesterinspiegels, die heute mit Leichtigkeit möglich ist, keine Abnahme der Gefährdung der Gefäße.

Das war nur ein Beispiel, auf das wir übrigens später zurückkommen werden. Es verdeutlicht, daß die wissenschaftlichen Untersuchungs- und Bewertungsmethoden in letzter Zeit entscheidend verbessert und verfeinert wurden. Dadurch wurden manche untauglichen Arbeiten, die für sich gesehen eine ungeheure Schlüssigkeit haben, schließlich doch als fehlerhaft entlarvt. Im folgenden will ich nun den heutigen Stand der Wissenschaft zu dieser Frage wiedergeben und ihn mit den Anschauungen der Bibel, sofern diese vorhanden sind, und der Naturheilkunde vergleichen.

Zucker

In der Meinung der Nahrungsmittelideologen ist der Zucker zu einem der Hauptfeinde der Volksgesundheit geworden. Durch den lustvollen übermäßigen Genuß von Zucker kämen, so sagen sie, sehr viele Störungen zustande. Er führe zum Diabetes mellitus, der ja nicht umsonst Zucker-Krankheit heiße, zu Fettleibigkeit, zu Gefäßerkrankungen und Arterienverkalkung. Würden süße Speisen in unausgeglichenem Rhythmus gegessen, käme es zu Hypoglykämien (Unterzuckerung). Ansonsten sei der Rohrzucker, der unserem normalen Haushaltszucker entspricht, eine geradezu degenerierte Form des Zuckers. Er sei so „tot", daß er von vielen Mikroorganismen gemieden werde. Er verfüge über keine biologisch wichtigen Aufbaustoffe, Vitamine oder Spurenelemente. Im Körper werde er so schnell aufgeschlossen, daß es zu einem zu schnellen Anfluten von Glucose im Blut käme. Die Hauptvorwürfe, die man aber gegen den Zucker erhebt, richten sich auf seine toxischen und allergisierenden Eigenschaften, die zu Angst, Depressionen, Schwäche, Schlafstörungen, Kopfschmerzen, Reizzuständen, Halluzinationen und psychotischen Erscheinungen schlechthin führten.

Obendrein sei er der Verursacher der vorzeitigen Karies und müßte deswegen den Kindern vorenthalten werden. Wenn schon gezuckert werden müsse, was nach Ansicht der Autoren viel zu häufig geschieht, dann solle man auf keinen Fall den leblosen, künstlich-chemisch skelettierten und biologisch minderwertigen Rohrzucker nehmen. Entweder solle man dann zum Honig oder zu dem viel weniger gefährlichen Traubenzucker greifen oder man solle einfach Milch- und Malzzuckergemische oder vielleicht auch Sirup nehmen. Je natürlicher, um so besser.

Natürlich müsse man den Feind auch da sehen, wo man den Zucker nicht selbst hinzugefügt habe, wo dies bereits durch die Industrie geschehen sei: in den Limonaden, Fruchtsaftgetränken, Süßigkeiten aller Art, im Eis, in Puddingen und allen Nachspeisen, auch in den industriell vorgefertigten Obstzubereitungen in Büchsen und Gläsern. Am besten sei es, wenn man alle diese Nahrungsmittel meide. Viele Gesundheitsapostel lassen es nicht nur bei solchen Empfehlungen, sie sprechen ein striktes Verbot aus.

Hinter all den genannten Verboten und Einschränkungen steht eine naturheilkundliche Lebensphilosophie. Neben dem Personenkreis, der von diesem Denken erreicht wird, gibt es noch eine Schicht in der Bevölkerung, die sich aus anderen Gründen des Zuckers enthält. Entweder handelt es sich um manifeste Diabetiker oder um übergewichtige Personen, die durch Vermeidung von Zucker dem Übel der Fettleibigkeit begegnen wollen. Letztere greifen vorzugsweise auf Zuckerersatzmittel zurück, die von der Lebensmittelindustrie propagiert werden, wobei beeindruckende Zahlen vorgelegt werden, wieviele Kilokalorien man pro Tag durch Zuckerersatzmittel einsparen könne.

Die biblischen Aussagen zu diesem Thema sind erfrischend einfach:

„Iß Honig (das einzige Süßmittel des Altertums), mein Sohn, denn er ist gut" (Sprüche 24, 13).

„Findest du Honig, so iß davon, soviel du bedarfst, daß du nicht zu satt werdest und ihn ausspeiest" (Sprüche 25, 16).
„Zuviel Honig ist nicht gut" (Sprüche 25, 27).
Die Formel lautet: Süßes ist gut, aber man sollte nicht zuviel davon nehmen.
Wie sieht nun der Befund der exakten wissenschaftlichen Ernährungslehre aus? Der Zuckerverbrauch hat nach den vorhandenen statistischen Unterlagen in den letzten hundert Jahren um ein Mehrfaches zugenommen. Allerdings ist der Zucker auch sehr viel billiger geworden. Honig ist um nichts gesünder als das Disaccharid Saccharose, unser normaler Haushaltszucker. Weil Honig zum Teil aufgespaltener Rohrzucker ist, wird er noch schneller resorbiert als Rohrzucker. Weil aber die Resorptionsgeschwindigkeit des Einfachmoleküls Glucose die entscheidende Größe beim Kohlenhydratstoffwechsel ist, muß man deswegen dem Honig sogar eine schlechtere Note bezüglich seiner Zuträglichkeit geben als dem Haushaltszucker. Die Aussage, daß Rohrzucker in seiner reinen, raffinierten Form tot oder leer und deswegen biologisch minderwertig, wenn nicht gar schädlich sei, ist ein Märchen. Es gibt dafür in der gesamten wissenschaftlichen Weltliteratur keinen ernstzunehmenden Beweis! Er ist auch kein Vitamin B1-Räuber, wie man es manchmal lesen kann. Daß der Haushaltszucker keine Vitamine und Elementarstoffe aufweist, ist für unsere Gesundheit völlig unerheblich, weil diese in allen anderen Nahrungsmitteln in einem überreichlichen Maß vorhanden sind. Deswegen ist der sogenannte braune Zucker, der seine Farbe lediglich Verunreinigungen und Malzbeimengungen verdankt, auch nicht höherwertig.
Zucker bedingt im Gegensatz zur landläufigen Meinung nicht die Entstehung des Diabetes mellitus! Am häufigsten kommt der Diabetes mellitus in jenen Ländern vor, in denen viel Fett und wenig Kohlenhydrate gegessen werden. Vermehrte Zufuhr von Kohlenhydraten

verbessert sogar die Glucose-Toleranz, was als Fähigkeit des Organismus' definiert wird, mit Zucker fertig zu werden. So fand man heraus, daß unter 10000 israelischen Angestellten später vorwiegend jene eine diabetische Stoffwechsellage entwickelten, die vorher weniger Kohlenhydrate zu sich genommen hatten, im Gegensatz zu den anderen, die sich kohlenhydratreich ernährten und von der Erkrankung weitgehend verschont blieben. Es zeigte sich ebenfalls, daß mit steigendem Zuckerkonsum das Körpergewicht abnahm. Auch in anderen Studien fand man eine gegensinnige Abhängigkeit der Fettleibigkeit vom Ausmaß des Zuckerverzehrs. Also: Zucker begünstigt weder die Wahrscheinlichkeit, an Diabetes mellitus zu erkranken, noch die Entwicklung von Fettleibigkeit (Glatzel).

Im Hinblick auf die Begünstigung des Zustandekommens der Arteriosklerose durch reichlichen Genuß von Zucker schien es zunächst so, daß viele epidemiologische Untersuchungen dies nahelegten, manche sogar eine zwingende gegenseitige Abhängigkeit erkannten. Weitergehende kontrollierende Studien, deren methodischer Ansatz besser war, indem alle anderen Faktoren wie Fettkonsum und Gesamtkalorienzufuhr als verursachende Faktoren ausgeschaltet wurden, ließen dann doch keine Wechselbeziehungen zwischen der Arteriosklerose und dem Zuckerverzehr erkennen.

Was jedoch bei vielen einwandfreien Untersuchungen immer wieder Bestätigung fand, ist die Tatsache, daß vermehrter Zuckerkonsum bei Kindern eine vorzeitige Karies entstehen lassen kann. Das trifft vor allem dann zu, wenn zuckerhaltige Speisen zwischen den Mahlzeiten eingenommen werden.

Zusammenfassend möchte ich die Feststellung der amerikanischen Gesellschaft für experimentelle Biologie anführen: Abgesehen von der Mitwirkung an der Zahnkaries gibt es heute keinen klaren Beweis dafür, daß Zucker eine Gefahr für die Allgemeinheit darstellt, wenn er in der heute üblichen Menge und in der heute üblichen Art und Weise verwendet wird (1979).

Wir stellen demnach eine erstaunliche Übereinstimmung zwischen dem fest, was Gottes Wort zum Thema Zucker nur beiläufig erwähnt, und dem, was die exakte Ernährungswissenschaft an Erkenntnis gewinnt, wenn und soweit sie wirklich kritisch arbeitet.

Schlackenreiche Kost, Rohkostdiät, Vollkornbrot

Was man dem Zucker vorwirft, lastet man gleicherweise auch den leichtverdaulichen Kohlenhydraten in Gestalt von Weißbrot, Teigwaren, Corn-Flakes-Produkten, Kuchen, Gebäck und geschältem Reis an. Wenn das Getreidekorn seiner Schale und damit der Hüllensubstanz beraubt ist und fein gemahlen wird und danach vielleicht noch chemisch behandelt und gebleicht, dann hat es, so sagt man, seinen Nährwert verloren, ist vitaminarm oder vitaminfrei und wird durch die mechanisch-technische und chemische Bearbeitung sogar zu einem Giftstoff. Solche verfremdeten Kohlenhydrate führen wie der Zucker leicht zu Allergien und Unverträglichkeitserscheinungen. Obendrein erleidet der Körper durch einseitige Zufuhr solcher Nahrungsmittel eine Verarmung an Vitaminen, Spurenelementen und Ballaststoffen, die zur Anregung des Darms notwendig sind. Die Folgen sind aufgrund der sich dann einstellenden Darmträgheit und der längeren Verweilzeit der giftigen Stoffwechselsubstanzen im Darm allgemeine Vergiftungserscheinungen mit körperlicher und seelischer Schwäche und sogar Ausbildung von schwersten Psychosen.

Sollte es zu dieser Frage auch einen biblischen Hinweis geben? Wir müssen uns natürlich davor hüten, uns lächerlich zu machen oder ins Gesetzliche abzugleiten, indem wir unbedingt für alle Fragen des Alltags, und sogar für Sachentscheidungen unseres täglichen Lebens, ein spezielles Wort der Schrift brauchen und suchen. Aber

tatsächlich, ohne zu suchen und nachzudenken wurde ich auf das Schaubrot im Allerheiligsten gelenkt, das ja für den Verzehr durch die Priester bestimmt war. „Und du sollst feinstes Mehl nehmen und davon zwölf Brote backen – zwei Zehntel soll ein Brot haben" (3. Mose 24, 5).
An anderer Stelle wird der Begriff Semmelmehl gebraucht, der ebenfalls für das feinste Mehl steht. Dieses Brot wurde mit Öl vermengt und durch Backen gegart. Das feinste Mehl ist aber Mehl, das aus hochwertigem Weizen gewonnen wird, indem dieser sehr intensiv gemahlen wird.

Die Befunde, die die kritische Ernährungswissenschaft erhoben hat, sind eindeutig. Diese stoßen auf im Volk vorhandene Anschauungen, die die Ernährungswissenschaft selbst als Glaubenslehren bezeichnet. Damit meint sie nicht den biblischen Glauben, sondern die hinter den speziellen Ernährungsanweisungen und Diäten stehenden weltanschaulichen Auffassungen, die man nicht mehr aus anderen verstehbaren, übergeordneten Gesetzmäßigkeiten ableiten kann, sondern die man einfach glauben muß.

Dazu noch eine Vorbemerkung. Es gibt fast keine Kostform, die nicht irgendwo den Anspruch auf Wissenschaftlichkeit erhebt und nicht zumindest von einer wissenschaftlichen Veröffentlichung gestützt wird, hinter der ein Autor mit einem wissenschaftlichen Grad steht. Aber das bedeutet noch nicht Wissenschaftlichkeit und erst recht nicht Richtigkeit.

Ein Ergebnis ist dann wissenschaftlich haltbar und richtig, wenn es auf der Ebene logischer Methoden zustande kam und von Kontrolluntersuchungen anderer Forschungsgruppen mit derselben oder einer anderen zulänglichen Methode reproduziert werden konnte. An solchen Bedingungen sind vermeintlich gesicherte Ergebnisse wissenschaftlicher Außenseiter immer wieder zu Bruch gegangen. Aber obwohl in nachfolgenden seriösen Untersuchungen die Ergebnisse solcher unzulänglichen

Arbeiten immer wieder widerlegt werden konnten, gelangten sie doch erst einmal zur Veröffentlichung und wurden dann später ungeachtet ihrer Falschheit weitergereicht und als Beweis für obskure Theorien angeführt.

Solche Scheinbeweise finden wir in der Literatur gerade im Umkreis unseres Themas in Menge. Die leichtverdaulichen Kohlenhydrate, die ich oben aufgezählt habe, gehören alle zur Stoffgruppe der Stärke. Stärke ist, einfach ausgedrückt, Zucker, dessen einzelne Moleküle kettenförmig durch chemische Bindungen aneinandergereiht sind. Bevor also die Stärke in den Stoffwechsel aufgenommen werden kann, muß sie durch die Verdauungsfermente des Magens und Darmes in ihre Einzelbestandteile aufgespalten werden. Diese Verdauungsleistung erfordert Zeit, so daß die einzelnen Zuckermoleküle, Glucose und Fructose, erst nach und nach, also wesentlich langsamer als Rohrzucker, die Darmwand passieren können. Es liegen also bei der Ernährung mit Stärke ähnliche Verhältnisse vor wie beim Zuckerverzehr, nur mit dem Unterschied, daß die potentiellen Gefahren des Zuckers, die wir übrigens ausgeschlossen hatten, viel größer sind als die der Stärke. Dementsprechend finden wir auch in der Literatur der Ernährungsphysiologie keine gesonderten Hinweise auf Schäden und Gefahren der leichtverdaulichen Kohlenhydrate vom Stärketyp.

Der Mangel an Proteinen, Vitaminen und Cholin, der von den Autoren der natürlichen Ernährung so beklagt wird, hat keinerlei praktische Bedeutung. Diese Stoffe werden durch andere Anteile der normalen Ernährung mehr als genug geliefert. Es ist auch bei sehr reichlicher Ernährung durch leichtverdauliche Kohlenhydrate kein Mangel an irgendwelchen wichtigen Stoffen dieser Art feststellbar. Das schließt auch die Konzentration von Vitaminen ein. Alle Aussagen über die erschreckenden Mangelverhältnisse, die durch die neuzeitlichen Darreichungsformen der Stärketräger entstehen sollen, sind primitive Lügen. Das Groteske daran ist, daß in den Büchern, die von fanatischen „christlichen" Ernährungsphysiologen geschrieben werden, häufig Tabellen (der seriösen wissenschaftlichen Literatur entnommen) enthalten sind, welche den Bedarf an Vitaminen pro Tag richtig anzeigen. Außerdem geben die Autoren auch teilweise zutreffende Hinweise über den Vitamingehalt der Nahrungsmittel, so daß der Leser in vielen Fällen leicht die Unkorrektheit der Klagen und Warnungen feststellen kann.

Die durchschnittliche Kost in Mitteleuropa und Nordamerika enthält so reichlich alle lebenswichtigen Vitamine, daß es unter regulären Bedingungen zu keinem Vitaminmangelzustand kommen kann. Manche Vitamine werden in unserem Körper gespeichert, so daß wir aus diesen Depots monatelang leben können, ohne daß der Stoffwechsel Not leiden würde.

Dennoch herrscht in weiten Teilen des aufgeklärten Abendlandes eine regelrechte Vitaminhysterie und Vitaminmanie. Kaum ein Gebiet eignet sich mehr dafür, dem unkundigen Laien und Esser Angst und Unruhe einzujagen als die Greuelmärchen um den lebens- und vitalitätsbedrohenden Mangel an notwendigen Vitaminen. Schon der Klang des Wortes Vitamin erzeugt ein Flair von Wichtigkeit und Wissenschaftlichkeit. Das nutzen die Naturheil-Ideologen weidlich aus. Aber ich muß zugeben, daß auch viele Mediziner, die es eigentlich besser wissen müßten, sich an dieser Stelle sehr unkritisch verhalten und solchen Ängsten Vorschub leisten. Um so wichtiger ist es, die Wahrheit in eine einfache Regel zu kleiden: Wir sollen und dürfen essen, ohne uns über Vitamine Gedanken zu machen, weil es nicht möglich ist, bei normaler Kost einen Vitaminmangel herbeizuführen.

Die sogenannte Rohkost kam zwar schon vor der Entdeckung der Vitamine auf, erfuhr aber nach deren chemischer Isolierung und durch die Einsicht, daß manche Vitamine, wie das Vitamin C, durch Erhitzen und Luftzutritt ihre Wirksamkeit verlieren, eine nachträgliche Aufwertung. Doch auch für die Rohkost gibt es keine echte wissenschaftliche Begründung. Sie ist nicht gesünder als gegarte Kost, sondern eher ungesünder. Weil in der Nahrung ein Überangebot von Vitaminen enthalten ist, erleiden wir keinen Vitaminmangel durch Zerfall oder Zerstörung der Vitamine beim Kochen oder anderen Zubereitungsformen.

Andererseits ist die nicht gegarte Kost schlechter durch die Fermente des Verdauungstraktes aufzuschließen. 30% und mehr der eigentlich verdaubaren Inhaltsstoffe, besonders des Eiweißes, bleiben ungenutzt, weil die Verdauungssäfte den Ort ihres Eingreifens durch die harten pflanzlichen Gerüststoffe hindurch nicht erreichen können. Der Nutzen der Rohkostdiät wird nur propagiert, aber nicht bewiesen. Aus wissenschaftlicher Sicht ist weit und breit keine Begründung dafür erkennbar. Sie ist eine Art Heilslehre, die man einfach glauben muß. Daß durch Garen die wichtigsten Nährstoffe soweit verändert werden, daß sie nicht mehr für den Körper verwertbar sind, ist ein wissenschaftliches Märchen. Das Gegenteil stimmt: Manche Gemüse- und Obstbestandteile können nur in gekochter Form ausreichend verdaut werden. Weil zu viele Menschen der Parole „natürlich = unverändert = gut" glauben, müssen sie sich nach der Nahrungsaufnahme von roher Kost mit nicht geringen Oberbauchbeschwerden und Blähungserscheinungen quälen. Ganz zu schweigen von der größeren Gefahr der Verschleppung von Keimen und Wurmeiern auf der Oberfläche der nicht gegarten Kost. Weitere wesentliche Nachteile der Rohkost sollen später bei der Abhandlung der vegetarischen Ernährungsform zur Sprache kommen.

Der Schlackenreichtum gilt als ein hervorstechendes Merkmal aller natürlichen Nährmittel. Ihr Ballast sei ihr Reichtum. Darunter versteht man die unverdaulichen Stoffe wie Zellulose, Hemizellulose, Pektine, Lignin, die von unseren Verdauungsfermenten nicht aufgeschlossen werden können und im wesentlichen unverändert den

Darmtrakt passieren. Sie binden bei der Darmpassage Wasser an sich und wirken durch ihr Volumen und ihre Festigkeit als Anregungsmittel für den Darm, so daß es regelmäßig zu kräftigen Entleerungen kommen kann. Das sind in der Tat bewiesene Zusammenhänge. Allerdings vergißt man dabei leicht, was auch seitens der Mediziner geschieht, daß ein nicht geringer Teil der vermehrten Stuhlmenge tatsächlich nur das oben eingegebene Ballastmaterial ist, das sich somit gleichsam selbst produziert.

Reichen nun diese Gesetzmäßigkeiten aus, um deswegen für betont faserreiche Nahrungsmittel, also Vollkornbrot und Gemüse, zu werben? Die Verstopfung, die in den meisten Fällen durch schlackenreiche Kost zumindest vorübergehend behoben werden kann, ist nicht eine primäre Störung des Darmes, sondern der Psyche! Die sogenannte habituelle Obstipation (die Verstopfung ohne weitere krankheitliche Ursachen) ist eine psychosomatische Krankheit. Die Behandlung muß demnach an den seelischen Wurzeln ansetzen; alles andere ist nur ein Herumdoktern an den Symptomen.

Es kann keinen festen naturwissenschaftlich haltbaren Zusammenhang zwischen faser- und schlackenreicher Kost einerseits und dem Ausmaß der Darmtätigkeit andererseits geben, weil die allermeisten Menschen, die relativ schlackenarme Kost zu sich nehmen, dennoch eine gut funktionierende Stuhltätigkeit aufweisen. Allein dieser Sachverhalt widerlegt jene scheinbare biologische Gesetzmäßigkeit, die es berechtigt erscheinen läßt, eine systematische Kost dieser Art zu fordern.

Obendrein gibt es Naturphänomene, die diesen Zusammenhang leugnen. Eskimos und ostafrikanische Nomaden ernähren sich praktisch schlackenfrei und kennen dennoch keinerlei Verstopfungsprobleme.

Auf der anderen Seite kann eine übermäßig schlackenreiche Kost ernsthafte medizinische Probleme wie mechanische Verstopfung und Darmverschlingung schaffen.

Glatzel sagt, daß er keine einzige seriöse wissenschaftliche Arbeit kenne, die den schlüssigen Nachweis bringe, daß bei habitueller Obstipation, die die häufigste Form der Darmträgheit ohne organische Ursache ist, die Kostveränderung eine anhaltende und ursächliche Wirkung gehabt hätte.

Auch Darmkrebs und Divertikelbildung (Ausbuchtungen an Organen) sowie die Blinddarmentzündung sollen durch pflanzliche und schlackenreiche Kost verhindert werden können. Für diese Thesen bleiben die Verfasser jedoch jeweils die Beweisführung schuldig. Einer von ihnen stellt statt dessen noch eine zusätzliche Hypothese auf, daß nämlich die Menschen, wie man an der Länge ihres Darmes erkennen kann, eigentlich Pflanzenfresser seien und früher wohl auch als solche gelebt hätten. Ein Blick in die Bibel beweist das Gegenteil (1. Mose 4, 4 und 1. Mose 10, 9).

Als Nachteil dieser Kost müssen wir statt dessen verbuchen, daß durch die höhere Wasserbindung die Aufnahme mancher Nährstoffe im Darm erschwert wird, weil durch die Beschleunigung der Passage die zur Resorption zur Verfügung stehende Zeit nicht mehr ausreicht und dadurch in extremen Fällen ein Energie-, Fett- und Stickstoffverlust eintreten kann.

Was nun die vegetarische Kost betrifft, können wir für sie keine biblische Begründung finden, nicht einmal Johannes den Täufer. Er aß immerhin Heuschrecken.

Nach dem Zeugnis der Heiligen Schrift aßen die Männer und Frauen Gottes, das Volk Israel überhaupt, gern und häufig Fleisch von erlaubten Tieren. Abraham konnte selbst Gott dafür gewinnen, mit ihm eine Fleischmahlzeit einzunehmen (1. Mose 18, 1-8).

Die irrationale und metaphysische Begründung der vegetarischen Kost seitens ihrer Begründer und Lehrer kann von der naturwissenschaftlich geprägten Ernährungswissenschaft nicht akzeptiert werden. Was zu den scheinwissenschaftlichen Beweisen und Begründungen der vegetarischen Ernährungsweise zu sagen ist, soll, soweit möglich, in der nachfolgenden Darstellung aus wissenschaftlicher Sicht geschehen.

Daß tierisches Nahrungsgut schädlich sei, wie es so häufig behauptet wird, ist nur eine Hypothese. Es gibt keinen Beweis dafür, nur gegenteilige Beweise. Ebenso ist es nicht möglich, den Beweis dafür anzutreten, daß Vegetarier gesünder, glücklicher und bei besserem Befinden seien und länger lebten als andere. Vieles spricht eher für das Gegenteil. Gewiß gehören die Vegetarier nicht dem Personenkreis an, der besonders glücklich aussieht. Die Medizin und die Ernährungswissenschaft befinden sich im Hinblick auf den Vegetarismus in einer gewissen Verlegenheit. Sie sehen im Bereich dieser Ernährungsweise keine eigentliche naturwissenschaftliche Konzeption, die sie untersuchen könnten. So bleibt ihnen nichts anderes übrig, als unabhängig von vorgegebenen Theorien zu sehen, was diese Kost enthält und bewirkt. Hier sind die Fakten.

Weil pflanzliche Produkte eiweißärmer sind als tierische und obendrein eine deutlich ungünstigere Zusammensetzung der Aminosäuren aufweisen, läuft der überzeugte Vegetarier Gefahr, eine negative Eiweißbilanz zu entwickeln. Es ist zwar grundsätzlich möglich, sich mittels pflanzlicher Kost alle jene Proteine zuzuführen, die der Mensch braucht. Aber dann ist das Essen kein spontaner Vorgang mehr, sondern ein Geschehen mit Kalkulation und der Gefahr, in Grenzwertbereichen des Bedarfs zu leben. Keinerlei Probleme wird es geben hinsichtlich des Fettbedarfs. Die vegetarische Kost enthält ausreichend Fette. Besonders reichlich sind bei dieser Kostform jene Fette vertreten, die einen hohen Anteil von essentiellen Fettsäuren enthalten.

Was das Kochsalz anbelangt, scheint das subjektive Bedürfnis danach beim Vegetarier höher zu sein als beim Konsumenten gemischter Kost. Fatalerweise aber haben sich viele Vegetarier in einer Gesinnung der Selbstkasteiung obendrein die Verpflichtung auferlegt, sich des Salzes zu enthalten. Sie liebäugeln mehr mit Meersalz, was sie als natürlicher ansehen. Das ist eine Illusion. Einen medizinischen Nutzen einer allgemeinen Einschränkung des Kochsalzes gibt es nicht. Bluthochdruck wird heute anders behandelt als durch Reduzierung der Kochsalzmenge.

Unter den Mineralien kommt das Eisen in pflanzlicher Kost in einer zu niedrigen Konzentration vor. Dementsprechend kommen bei Vegetariern Eisen-Mangelzustände und die Folgeerkrankungen wie Anämie und Schleimhautstörungen vor. Es bleibt noch zu erwähnen, daß das Eisen aus pflanzlichen Stoffen ohne Gegenwart tierischer Produkte bedeutend schlechter resorbiert werden kann.

Im Bereich der Vitamine sind die größten Defizite zu verzeichnen. Auch bei gut ausgewählter vegetarischer Kost kann sich häufig ein Vitamin B 12- Mangelzustand ausbilden (Sanders, 1978). Aus diesem Grunde wurden bei Vegetariern auch die typischen B 12-Mangelerscheinungen wie neuralgische Ausfallserscheinungen und die perniziöse Anämie festgestellt.

Das Vitamin D fehlt in der rein pflanzlichen Kost völlig. Die Auswirkungen dieses Mangels zeigen sich besonders deutlich bei den kleinen Kindern der Vegetarier. Sie weisen Zeichen der Rachitis und Wachstumsverzögerungen auf.

Wir finden also den bemerkenswerten Sachverhalt, daß ausgerechnet durch die natürliche Kost in Gestalt des Vegetarismus' die sonst immer geltende Formel, wonach es unmöglich ist, bei unserem in Mitteleuropa vorhandenen Nahrungsmittelangebot eine Mangelsituation zu entwickeln, eingeschränkt wird! Wer vegetarisch lebt, dem droht Schaden für seine Gesundheit. In besonderem Maße gilt das für die makrobiotische Kost. Sie ist eine ausgeprägte Mangelkost, die schwerste gesundheitliche Schäden erzeugen kann.

Auch die sogenannte basenüberschüssige Diät und jene Ernährungsformen, die auf ein ausreichendes Kalium/Natrium-Verhältnis bedacht sind, können vor ernährungsphysiologischen Augen nicht bestehen. Sie sind pseudo-wissenschaftliche Diäten, die auf der Verkennung von Grundregeln unseres Stoffwechsels beruhen. Der Körper verfügt über ein System von Regelungen, mittels derer das Säure-Basen-Gleichgewicht und die Kaliumkonzentration in und außerhalb der Zelle aufrechterhalten werden. Eine Einflußnahme auf diese Regelungen ist überflüssig und unsinnig.

Wir sind also gut beraten, die vielen unwissenschaftlichen Theorien und auch die vermeintlich gesicherten neuen Ergebnisse der Ernährungslehre, die von Außenseitern zitiert werden, beiseite zu lassen und dürfen uns am Morgen unser Brötchen aus feinstem Mehl mit Marmelade, die zuckerhaltig ist, schmecken lassen. Auch dürfen wir uns tagsüber an Konfekt erfreuen, sofern wir es in Maßen tun, und können auch getrost auf die Poli-Vitamin-Kapseln verzichten. So leben wir auf der Höhe des gegenwärtigen Standes der Wissenschaft, und wir leben biblisch.

FLEISCH UND FETT
Killer der Nation oder Genuß ohne Reue?

Hätte ich dieses Kapitel vor zehn Jahren schreiben müssen, wären sicher die meisten Aussagen ganz anders ausgefallen, als ich sie jetzt formulieren kann. Der Ertrag der wissenschaftlichen Arbeit in Ernährungsfragen hat sich nirgendwo so dramatisch geändert wie im Bereich des Themas Fleisch und Fette. Noch vor wenigen Jahren war es eine ausgemachte Sache, daß ein Großteil der sprunghaft zunehmenden Stoffwechselkrankheiten und Gefäßverschlußerkrankungen auf das Konto des zunehmenden Fleisch- und Fettkonsums kam. Man sprach von den Wohlstandskrankheiten. Und in der Tat, die damals vorgelegten ersten Veröffentlichungen wiesen scheinbar alle in diese Richtung: Wir schaufeln uns unser Grab selbst – durch unseren Mund. Sehr bald wurden dann die neuen Einsichten in neue Empfehlungen über das richtige Verhalten und Essen umgemünzt. Die Ernährungsgewohnheiten ganzer Nationen, wie etwa der USA, wurden allmählich umgeformt. Die Risikofaktoren, wie Übergewicht, Cholesterinerhöhung im Blut, Harnsäureerhöhung, Hochdruck und Nikotin waren in aller Munde, und die meisten von ihnen wurden buchstäblich wirksam über den Mund.

Das war und ist Wasser auf die Mühlen der Ideologen an der Ernährungsfront, sind doch immerhin drei von diesen fünf Faktoren dem Ernährungssektor zugehörig. Doch mittlerweile hat sich das Blatt gewendet. Neue und zuverlässigere Ergebnisse, die heute zur Verfügung stehen, lassen die „Killer der Nation" in einem ganz anderen

Licht erscheinen. Doch bevor ich darauf eingehe, sollten wir zunächst die Aussagen der Heiligen Schrift zu dieser Fragestellung heranziehen. Das war ja unser Ansatz. Wir wollten ja zu den in Frage und unter Beschuldigung stehenden Themen aus beiden Quellen, dem Wort der Schrift und der exakten Wissenschaft, Informationen erhalten.

In einem der von mir untersuchten Bücher des christlichen Buchmarktes wird zum Thema Verzehr von Fett unter der Überschrift: „Göttliches Verbot" das Bibelzitat angeführt: „Das ist eine ewige Satzung für eure Geschlechter an allen Wohnorten, daß ihr weder Fett noch Blut essen sollt" (3. Mose 3, 17). Nach einer kurzen anschließenden Bemerkung des Inhalts, daß erwiesenermaßen der Verzehr von übermäßigen Fettmengen als Killer der Nation entlarvt worden sei, folgt schon der nächste Abschnitt mit der Teilüberschrift: „Bibel und Wissenschaft stimmen überein."

Daß der Verfasser diese Übereinstimmung sieht, wollen wir ihm nicht übelnehmen. Es ist jedoch eine bewußte Irreführung des Lesers und eine böswillige Verdrehung der Schriftwahrheit, wenn er aus mehreren und unterschiedlichen Erwähnungen des Begriffs und Themas *Fett* in der Bibel nur die eine Stelle erwähnt, die eine Ausnahme darstellt. Damit wird bei dem weniger beflissenen Bibelleser der Eindruck erweckt, als ob es sich hier um eine repräsentative Aussage des Wortes Gottes handle, was jedoch nicht der Fall ist.

Die genannte Anweisung aus 3. Mose 3 bezieht sich nur auf das Brand- und Feueropfer für den Herrn. In Vers 16 heißt es dort: „Alles Fett ist für den Herrn." In 3. Mose 3, 23 und 25 sehen wir eine weitere Einschränkung: „Ihr sollt kein Fett essen von Stieren, Schafen und Ziegen. Denn wer das Fett solcher Tiere ißt, von denen man dem Herrn Feueropfer bringt, der wird ausgerottet werden aus dem Volk." Nehemia 8, 10 handelt von einem frohen Ereignis, als das Gesetz dem heimgekehrten Volk vor dem Tempel wieder vorgelesen wird: „Darum sprach er (Esra) zu ihnen: Gehet hin und eßt fette Speisen und trinkt süße Getränke und sendet davon auch denen, die nichts für sich bereitet haben; denn dieser Tag ist heilig unserem Herrn. Und seid nicht bekümmert; denn die Freude am Herrn ist eure Stärke." Jesaja 25, 6 gibt eine Vorschau auf die Erlösten nach dem Gericht Gottes: „Und der Herr Zebaoth wird auf diesem Berge allen Völkern dann ein fettes Mahl machen, ein Mahl von reinem Wein, von Fett, von Wein, darin keine Hefe ist."

Im Hinblick auf den Verzehr von Fleisch verweise ich einfach auf die vielen Beispiele in der Schrift, wo zu festlichen Anlässen Rinder und Schafe geschlachtet wurden, um gemeinsam verzehrt zu werden, was als höchster Ausdruck der Gemeinschaft und der Freude galt. Solche Beispiele finden wir bei den Patriarchen und im Gleichnis des verlorenen Sohnes. Ferner erinnere ich daran, daß die Priester und Leviten angewiesen waren, die nicht verbrannten Teile der Opfertiere als ihr Nahrungsgut zu betrachten. Das war offenbar ein ganz wesentlicher Teil ihrer Versorgung. Und die Bibel vermittelt uns dabei durchaus den Eindruck, daß die Juden, sowohl das gewöhnliche Volk wie auch die Priester und Leviten, bei solchen Anlässen vollmundig zugegriffen haben. Es gab demnach, abgesehen vom Fett und Fleisch bestimmter Tiere beim Ganzopfer des Brand- und Feueropfers, keine Beschränkungen für den einfachen Israeliten bezüglich solcher Fleischmahlzeiten. Natürlich bezieht sich das im Alten Testament alles nur auf die gesetzlich erlaubten reinen Tiere.

Fleisch und Gicht

Wir wenden uns nun der Frage zu, wie die neuere Ernährungsphysiologie zu dem Thema des Fleischkonsums steht.

Es gibt eine Erkrankung, die als die Wohlstandskrankheit schlechthin angesprochen wird, die Gicht. Diese Krankheit beruht auf einer Zunahme von Harnsäure, welche ein Abbauprodukt von Zellkernmaterialien im Fleisch ist. Die vermehrte Harnsäure wird beim Gichtkranken als schmerzhafte Ablagerung in den betroffenen Gelenken, aber auch in erhöhter Konzentration im Blut gefunden. Neben dem manifesten Gichtkranken mit seinen typischen Anfällen gibt es auch noch Patienten, die nur eine Harnsäurespiegelerhöhung im Blut aufweisen, aber ansonsten symptomfrei sind. Diese Gruppe ist zehnmal häufiger als die der klassischen Gichtkranken.

Man hat nun die Beobachtung gemacht, daß Gicht in den letzten Jahren des Wohlstandes bis zu zwanzigmal häufiger vorgekommen sein soll als in den Zeiten des 2. Weltkrieges mit vermindertem Nahrungsangebot. Diese Beobachtung wird allerdings von manchen Autoren bestritten. Was bietet sich nun eher an als die Überzeugung, daß das vermehrte Fleischangebot, das die vielen sogenannten Purinkörper enthält, die im menschlichen Organismus zu Harnsäure verstoffwechselt werden, an dem Anstieg von Harnsäure im Blut und damit an der Entwicklung der Gichtkrankheit verantwortlich ist. So hat man in der Tat in einer Reihe von Untersuchungen einen gewissen Zusammenhang zwischen der Erhöhung des Fleischverzehrs und der Erhöhung der Harnsäure im Blut feststellen können. Andere Tests konnten das jedoch nicht bestätigen. In weiteren Untersuchungen sah man schließlich, daß die Konzentration von Fetten im Blut und der Anstieg des gesamten Körpergewichts ebenfalls einen Einfluß auf den Harnsäurespiegel haben, hingegen die reine Eiweißvermehrung im Nahrungsangebot bei gleichbleibendem Fettkonsum sogar eine harnsäuresenkende Wirkung zeigt. Schließlich wurde auch ein Zusammenhang zwischen dem Gichtfaktor Harnsäure im Blut und der Häufigkeit von Arteriosklerose ermittelt.

Die interessantesten Resultate, die als völlig gesichert gelten können, wurden erst in den letzten Jahren gefunden. Völlig unabhängig von der Beschaffenheit der Kost hat sich immer wieder eine bedeutsame Beziehung zwischen der Harnsäurehöhe im Blut und dem Gesamtverhalten der Testperson ergeben. Jene untersuchten Patienten, aber auch gesunde Menschen, die stetig leistungsbereit waren, strebsam und engagiert lebten und sich beruflich in verantwortlichen Positionen befanden und deswegen ständig erhöhtem Druck und Streß ausgesetzt waren, hatten deutlich höhere Harnsäurewerte als gleichaltrige Kontrollpersonen mit ähnlichen Ernährungsweisen, aber geringerer Leistungswilligkeit, Bereitschaft und Belastung. Ferner fand man bei den aus dem Arbeitsprozeß Entlassenen und Menschen, die hinsichtlich ihrer Wiedereingliederung in das Berufsleben resigniert hatten, ebenfalls einen bedeutenden Harnsäureanstieg. Bei beiden Gruppen wurde aber auch ein erhöhter Blutdruck festgestellt.

Diese Ergebnisse, die, wie bereits gesagt, erst seit wenigen Jahren vorliegen, gestatten es nicht mehr, die Gicht und ihre Vorstufen als Wohlstandserkrankung einzuordnen. Damit wäre auch tatsächlich ein Urteil über den vermehrten Fleischkonsum als krankmachenden Faktor gefällt. Viel gesicherter sind jene Resultate, auch wenn wir heute noch nicht wissen, über welche Regelmechanismen sie zustande kommen, die davon ausgehen, daß Ehrgeiz, Anspannung und Angst als die wesentlichen Faktoren angesehen werden müssen, die zur Gicht disponieren.

Das sind überraschende und bedeutsame Fakten, die unwillkürlich unseren Blick auf biblische Aussagen lenken. Hat doch das alte göttliche Wort wieder einmal recht, indem es keinerlei Beschränkung beim Fleischverzehr ausspricht („die leibliche Übung ist wenig nütze; aber die Gottesfurcht ist zu allen Dingen nütze."), dafür aber 365mal ausruft: „Fürchte dich nicht!" und uns auffordert, uns nicht zu sorgen, weil er, unser Herr, für uns sorgt.

Fett, das rehabilitierte Grundnahrungsmittel

Wie gefährlich der übermäßige Verzehr von Fett für die Gesundheit ist, weiß mittlerweile jeder Schuljunge, und daß Fettsorten mit einem hohen Gehalt an gesättigten Fettsäuren besonders gefährlich sind, ist inzwischen ebenfalls Gemeingut geworden. Laien wie auch viele Mediziner verhalten sich so, als ob mit dem Fett schon der hauptsächliche Faktor ausgemacht worden wäre, der die Gefäße verfetten und dann verkalken und den Menschen an Schlaganfall oder Herzinfarkt sterben läßt.

Die Hauptschuld wird dabei dem Schweinefleisch zugesprochen, weil der Fettanteil dieses Fleisches besonders wenig von den ungesättigten Fettsäuren enthält, die eine schützende Wirkung auf die Gefäßinnenwand ausüben sollen. Diese Angabe stimmt indessen nicht. Margarine und Rinderfett haben einen geringeren Anteil ungesättigter Fettsäuren als Schweinefleisch. Über diese ungesättigten Fettsäuren, auch essentielle Fettsäuren genannt, besteht viel Unklarheit. Essentiell (wesentlich) sind jene Fettsäuren in dem Sinne nicht, daß sie für die biologische Existenz des Menschen unabdingbar wichtig sind. Fraglos sind sie in den früheren Jahren der Diskussion hinsichtlich ihrer positiven Bedeutung maßlos überschätzt worden. Glatzel spricht sogar vom Aufstieg und Niedergang der essentiellen Fettsäuren. Heute ist unter den kompetenten Ernährungswissenschaftlern eine große Ernüchterung hinsichtlich der Bedeutung dieses Fettanteils eingetreten. Beim Menschen ist ihre Unerläßlichkeit nur noch für die ersten drei Lebensjahre nachgewiesen.

Einen breiten Raum nahm in vielen Untersuchungen die Frage ein, ob die vermehrte Zufuhr von tierischem Fett durch die Nahrung den Cholesterinspiegel im Blut ansteigen läßt. Das mußte zunächst durch die ersten Ergebnisse der wissenschaftlichen Arbeit auf diesem Gebiet bejaht werden und war fast im Begriff, als gesichertes Gut in die Lehrbücher der Medizin einzugehen. Aber dann sah man, daß bei allen Untersuchungen neben dem Cholesteringehalt der Nahrung auch die Konzentration anderer Nahrungsmittel zugenommen hatte: die Aufnahme von Zucker und Eiweiß, das Verhältnis zwischen Energiezufuhr und Verbrauch von Kalorien durch körperliche Arbeit, also der Energieüberschuß, die emotionale Belastung, der Zigarettenkonsum und manche andere Faktoren. Nachfolgende Einzeluntersuchungen, die die eben genannten Faktoren ausschlossen, bzw. dafür sorgten, daß sie im Angebot konstant blieben, brachten erstaunliche Ergebnisse: Nicht wenige Autoren mußten erkennen, daß ein erhöhtes Angebot an Cholesterin durch die Nahrung sogar zum Abfall des Cholesterinspiegels im Blut führte. So wurde in den Untersuchungen unter Alltagsbedingungen (Howard, 1977) festgestellt, daß die vermehrte Zufuhr von Nahrungscholesterin in Gestalt von Milch und Eiern entweder den Cholesterinserumspiegel unbeeinflußt ließ oder ihn sogar senkte.

Die bekannten Tecomseh- und Framingham-Studien, bei denen ganze Städte längere Zeit auf die Veränderung der Stoffwechselfaktoren der einzelnen Mitglieder der Bevölkerung untersucht wurden, erbrachten ebenfalls keinen Beweis dafür, daß Nahrungsfett einen entscheidenden Einfluß auf die Cholesterinhöhe hat, wohl aber Fettleibigkeit.

Auf der anderen Seite bleibt die Tatsache zunächst einmal bestehen, daß eine Erhöhung des Cholesterins im Blut anzeigt, daß eine verstärkte Gefahr für das Gefäßsystem vorliegt. Aber wie bereits im letzten Kapitel ausgeführt, erwies es sich, daß das Cholesterin selbst nicht der ursächliche Schadensfaktor ist. Es zeigt nur an, daß ein solcher Faktor vorhanden ist. Weitere klinische Untersuchungen haben nun den aufregenden Schluß nahegelegt, daß die Häufigkeit von Herzinfarkten und die Wahrscheinlichkeit überhaupt, eine Gefäßverschlußerkrankung aufgrund einer Arteriosklerose zu bekommen, nicht von der Zusammensetzung der Nahrung und damit auch nicht von der Fettbeschaffenheit der Nahrungsmittel abhängt. Die nachträgliche Sichtung der Ergebnisse von 28 Forschungsgruppen ergab, daß alle wissenschaftlichen Arbeiten, die methodisch korrekt zustande kamen, was die Mehrzahl war, einen Zusammenhang zwischen Nahrungsfett und Gefäßerkrankungen nicht erkennen ließen, während die weniger zuverlässigen Arbeitsgruppen ihn zu sehen meinten (Glatzel, 1978). Das gilt sowohl für die Vorbeugung einer Gefäßerkrankung als auch die Behandlung von degenerativen Herz- und Gefäßstörungen durch eine bestimmte Ernährungsweise. Statt dessen erkannte man, ähnlich wie bei der Gicht, daß das Verhalten des einzelnen die Wahrscheinlichkeit, eine Arteriosklerose zu entwickeln, viel mehr beeinflußt als die Nahrung. In vielen Untersuchungen unterschiedlicher Autoren wurde ein Persönlichkeitstypus herausgearbeitet, Typus A genannt, der zu Gefäßdegenerationen neigt. Für ihn ist energisches, konkurrenzbewußtes Verhalten sowie Zielstrebigkeit, Ehrgeiz, Machtwillen und Prestige kennzeichnend.

Ein Typus B, der sich weniger abmüht, keine großen oder übergroßen Ziele setzt und weniger aggressiv und karrieresüchtig ist, erkrankt deutlich seltener an Herz-Kreislauf-Störungen. Diese Beziehungen sind gesichert, die Hintergründe nicht. Aber man darf sagen, ja man muß formulieren, daß die modernen Gefäßverschlußerkrankungen letztlich psychosomatische Störungen sind. Die Nahrung ist an ihrem Zustandekommen unschuldig!

So bewirkt auch die künstliche, medikamentöse Senkung des Cholesterins, die heute leicht möglich ist, nichts. Deshalb hat der Ernährungsausschuß des nationalen Forschungsrates der USA im Mai 1980 festgestellt:

1. Es gibt keinen überzeugenden Beweis dafür, daß eine Senkung des Blutcholesteringehalts durch Änderung der Ernährung die Entstehung koronarer Herzerkrankung vermeiden kann.

2. Änderungen des Fett- und Cholesterinverzehrs, wie sie empfohlen werden, sind möglicherweise nicht ohne Risiko.
3. Es gibt keinen Grund, warum der durchschnittliche Amerikaner seinen Cholesterinverzehr reduzieren sollte. Der Fettverzehr braucht nur dann eingeschränkt zu werden, wenn es darum geht, Fettleibigkeit zu verhüten oder zu bekämpfen.

Diesen Ergebnissen entsprechen auch die Befunde, die die Pathologen schon seit langem erbracht haben. Der erste Schritt bei der Zerstörung der Gefäßinnenwand ist nicht durch Fetteinlagerung oder Fettauflagerung bedingt. Zuerst kommt in der Reihenfolge der krankheitlichen Entwicklungen eine Verletzung der Gefäßwand und dann eine Eiweißeinlagerung zustande. Später erst scheiden sich an diesem Ort Fette ab. Das Hauptproblem ist wohl der Hochdruck, der das Gefäßsystem besonders belastet. Dieser wiederum ist die Folge einer verkehrten Lebensweise mit überzogenen Ansprüchen, vermehrten Sorgen und zu wenig Ruhe und Frieden.

Ist es nicht beeindruckend, sehen zu können, wie sich immer dann, wenn die Wissenschaft wirklich wertfrei, voraussetzungslos und kritisch arbeitet, Übereinstimmungen zwischen ihr und den Aussagen des Wortes Gottes ergeben? Nicht überall verhält sich die Wissenschaft so unbestechlich und so korrekt. Wo es jedoch geschieht, werden wir bei thematischen Berührungen zwischen dem Worte Gottes und den Ergebnissen der Wissenschaft immer Übereinstimmungen feststellen können, sogar, wie in diesem Fall, bei einem relativ nebensächlichen Thema.

SINN UND UNSINN DER ALTERNATIVEN ERNÄHRUNG

Die neueste Strömung auf dem Sektor der gesunden Ernährung ist die sogenannte alternative Ernährung, die einen Zweig der alternativen Bewegung darstellt. Infolge der realen Bedrohung unserer natürlichen Umwelt durch die Auswirkungen von Industrie und Zivilisation, die zur Schädigung von Wald und Feld führen, entstand diese Bewegung, die zu einem Teil eine militante Protestbewegung ist, zum anderen aber auch friedfertige Absichten verfolgt und eine neue Lebensweise anbietet, die die Schonung der Umwelt und ein klares Nein zu Leistungsvermehrung und Wirtschaftswachstum zum Inhalt hat.

Die Bandbreite dieser Bewegung ist erheblich. Sie reicht von anarchistischen Positionen über politische Verweigerung und überzogene ökologische Forderungen, von Fortschrittsverneinung bis hin zu dem ehrlich engagierten Einzelmitglied einer landwirtschaftlichen Kommune, das aus der Leistungsgesellschaft ausgebrochen ist, um auf niedriger Tourenzahl des persönlichen Einsatzes dem einfachen, aber ehrlicheren Glück leben zu können. Nicht vergessen will ich bei dieser Aufzählung jene aufgeklärten Bürger, die im wesentlichen ihrer alten Lebensform treu geblieben sind, aber in ehrlicher Besorgtheit über das zunehmende Ungleichgewicht in der Natur und die größer werdende Gefahr einer Vergiftung durch Lebensmittel und auch mancher anderer Umweltreize sich fragen, wie sie diesen Schäden entkommen können. Eine Antwort, die sie darauf finden, ist, nach Möglichkeit in Eigenanbau die Bedingungen der Pflanzenaufzucht selbst zu bestimmen. Im Klartext heißt das meistens, auf künstliche Düngemittel, Insekten- und Unkrautbekämpfungsmittel chemischer Herkunft zu verzichten. Wenn auch das nicht möglich ist, weil kein Boden verfügbar ist, bleibt diesen besorgten Mitmenschen nichts anderes übrig, als in einem Bio-Laden oder in einem Reform-Geschäft ihre Einkäufe zu tätigen.

Soweit ich das überblicken kann, öffnen sich auch immer mehr Christen solchen Vorstellungen. Die Beweggründe sind wohl unterschiedlich. Im Bereich von linksorientierten studentischen Gruppen, wie etwa bei der ESG (Evangelische Studentengemeinde) und den ihnen nahestehenden Jungakademikern, werden vermutlich mehr die Motive des Protests als die der konstruktiven Alternative im Vordergrund stehen. Sie sind gleichsam die neuzeitlichen Vertreter einer Richtung, die früher unter dem Begriff des sozialen Evangeliums bekannt war. Ihr heutiges Engagement deute ich mehr als Teil der Friedensbewegung. Sie möchten den Krieg gegen die Natur beendet sehen.

Völlig frei von diesem Ansatz scheint mir die Praxis der evangelischen Marienschwestern zu sein, die vor etwa 15 Jahren Gemüse- und Obstanbau auf ihrem Anwesen in Darmstadt ohne jegliche Zuhilfenahme von Schädlingsbekämpfungsmitteln unternahmen. Sie verstanden das als eine Glaubens-Pioniertat, was es wohl auch war. Sie machten damals die Erfahrung, daß Gott sich zu diesem Experiment stellte, indem sie gute Ernteerfolge vorweisen konnten. Allerdings vermochten sie, wie sie es in ihren Veröffentlichungen dargelegt haben, am Ablauf dieses Glaubensexperimentes auch abzulesen, wie weit sie als Gemeinschaft im Gehorsam standen. Mehr als einmal sollen die Anbauflächen von Schädlingen nur so übersät gewesen sein. Dann lag jeweils in ihrer Schwesternschaft ein Fall oder die Haltung von Ungehorsam oder Unglauben vor. Nach Buße und Neuhingabe erlebten sie dann regelmäßig, daß die Schädlinge von ihren Kulturen verschwanden und eine gute Ernte eingebracht werden konnte. Das ist ein schönes Beispiel alternativer Feld- und Gartenbestellung. Hinsichtlich der Beweggründe und der biblischen Einordnung möchte ich es am ehesten als Ausdruck des Vertrauens verstehen, daß wir in Abhängigkeit von Gott mittels unseres Glaubens direkt über die Natur herrschen können. Ein vorbildlicher geistlicher Ansatz!

Von ähnlichen Versuchen im Privatbereich unter Christen habe ich in letzter Zeit einige Male gehört. Halten wir fest: So schillernd und vielgestaltig die alternative Szene auch sein mag, es gibt zweifelsfrei Einzelvertreter in dieser Bewegung, die nicht in bestimmten säkularen Weltanschauungen befangen sind, sondern vielmehr aus ganz praktischen Gründen unbedenkliche Kost durch eigenen Anbau gewinnen und essen wollen. Diese unabhängigen Alternativen müssen aber, erst recht, wenn sie Christen sind, stetig wachsam sein gegenüber drohender Überwucherung durch fremde Glaubensvorstellungen. Glaubenssätze können auch dort mitschwingen, wo man sie nicht vermutet. „Die biologisch höherwertigen und naturaktiven Produkte versprechen über Genuß und Sättigung hinaus Gesundheit und langes Leben und Naturkraft für Ihre Gesundheit" (Spiegel, Juli 1982). Wir merken: Die Natur-Philosophie läßt uns grüßen.

Der Aufstieg der alternativen Bewegung trägt in sich den Keim der anthroposophisch orientierten biologischdynamischen Anbauweise, die in der Demeter-Bewegung und dem Biodyn-Ring seit Jahrzehnten organisiert ist und auf Rudolf Steiner zurückgeht. Ein großer Teil der in den Reformhäusern angebotenen Waren kommt von diesen Organisationen, häufig erkennbar an dem Gütesiegel dieser Namen. Ein Teil der Verkaufsniederlassungen ist fest in den Händen dieser okkulten Organisation. Der Leser muß wissen, daß das Wort „dynamisch" für eine magische Anbaupraxis steht, mittels derer die geistigen, erdverbundenen Energien des All-Geistes, der sich in den Erdstrahlen äußert, aufgefangen und zur Aufzucht von Pflanzen nutzbar gemacht werden sollen. Über die alternativen Bio-Läden kommt dieser anthroposophische Ansatz zu neuer Blüte.

Weitere ideologische Gefahren drohen im Bereich der vielfältigen Tees aus diversen Heilkräutern der Natur und im Angebot von exotischen pflanzlichen Mischungen mit natürlichen Inhaltsstoffen besonderer Vitalität, wie sie aus Indien und China kommen, außerdem in Gestalt von spezifischen Nuß- und Körneraufbereitungen, die zur makrobiotischen Kost zählen oder deren Varianten darstellen. Alternative Ernährung aus den Bio-Läden ist zum großen Teil nichts anderes als ein Tummelplatz okkulter und scheinwissenschaftlicher Ideologien, die letztlich alle nur nach der Seele greifen. Gewiß ist das keine Hauptfront der weltanschaulichen Auseinandersetzungen für uns Christen. Aber auch auf einem Nebenkampfplatz gibt es Verwundete.

Selbst wenn es dem wachsamen Christen gelingen sollte, sich aller fremder Glaubenslehren und Kampfparolen zu enthalten, so bleibt doch eine Gefahr, die immer wieder neue Probleme heraufbeschwört. Der verborgene Motor der alternativen Ernährung, die von Schädlingsbekämpfungsmitteln, Kunstdünger und allen anderen chemischen Zusätzen bewußt absieht, ist die Furcht. Die ganze Industrie der Bio-Kost lebt von dieser negativen Kraft. Die Furcht muß nicht unbedingt irrational sein, wie es in der älteren Naturbewegung der Fall war. Man weiß oder meint zu wissen, was zu fürchten ist: Die Überflutung mit künstlichen chemischen Stoffen, die in und an der Pflanze sind. Sie lassen unsere Wälder absterben, die Felder und Gärten dahinsiechen, und sie werden auch uns Menschen umbringen, wenn wir uns nicht gegen sie schützen.

„Gift in der Nahrung" ist das Menetekel, das zur neuen Orientierung und zur Angst regelrecht zwingt. Überall sieht man die Gifte: bei der Düngung, die eigentlich recht harmlos ist, denn sie enthält nur anorganische Grundsubstanzen, bei der Besprühung mit Insekten- und Unkrautvertilgungsmitteln, bei der Zubereitung, Lagerung und Konservierung und beim Transport.

Bis zu einem gewissen Grad ist diese Furcht verständlich. Es gibt zuweilen Schadstoffkonzentrationen in Nahrungsmitteln, die zu berechtigter Sorge Anlaß geben. In aller Regel aber haben unsere Nahrungsmittel einen hohen Grad an Reinheit und Unversehrtheit, der weit über dem der meisten Länder der Dritten Welt liegt, die ja eigentlich viel gesünder leben müßten, weil sie nicht unter so vielen Schadstoffen zu leiden haben. Dennoch, das Schreckgespenst „Vergiftung der Natur" geht um, und es erzeugt Angst.

Diese Angst aber, die auch beim ökologisch interessierten Christen, der seine Nahrung umgestellt hat, mitschwingt und vielleicht beim genauen Hinsehen das wahre und einzige Motiv ist, lockt fremde Weltanschauungen immer wieder herbei. Es liegt im Wesen der Angst, auch wenn man das alles anders nennt, daß sie uns öffnet für die Invasion gottwidriger Kräfte. Angst ist Negativglauben, also eine Art Proklamation oder auch das stille Eingeständnis, daß Gottes Schutz nicht vollkommen ist, wir uns also selbst gegen die vorhandenen oder kommenden Bedrohungen schützen müssen.

Dabei sieht das alles zunächst recht unverdächtig aus, weil man ja auch als Christ nicht von der Pflicht der Vorsorge und des Planens entbunden ist. Letztlich sollen wir ja auch nicht geradewegs dem Verderben in die Arme laufen. Trotzdem, der Motor allen Handelns und Vermeidens im Umkreis der alternativen Ernährung ist und bleibt Angst und Unglauben. Der Römerbrief aber sagt uns, und das interessanterweise gerade im Zusammenhang mit dem Thema Essen: „Was aber nicht aus Glauben geht, das ist Sünde" (Römer 14, 23).

Obwohl die Bewegung der alternativen Ernährung in ihrer reinsten Form frei von manifesten Weltanschauungen magischer Art ist, wird sie sich aufgrund dieses Hintergrundes der Angst kaum von den fremden Kräften dunkler Ideologien freihalten können. In einer ähnlichen Gefahr befindet sich dann auch der einzelne Christ. Der Fremdeinfluß will durch die Hintertür hereinkommen. Es ist unmöglich, in der Angst zu leben und dauernd von magischen Einflüssen frei zu bleiben.

Diese Schwachstelle alternativer Lebenseinstellung muß der Gläubige kennen. Nichts, was auf Furcht gegründet ist, wird auf die Dauer bestehen können. Natürlich ist hier jeder Nachfolger Jesu in seiner Wahrhaftigkeit und Redlichkeit gefordert. Wie schnell kann man sagen: „Bei mir ist das anders. Ich lasse mich nur von objektiven Gesichtspunkten leiten. Ich habe keine Angst; ich fühle keine Angst in mir."

Und doch muß es für ihn eine Entscheidung gegeben haben, die ihm sagt: Tue das und meide jenes, damit es dir gut geht und du gesund bleibst. Wie muß man diese Stimme in letzter Konsequenz benennen?

In einem vorhergehenden Kapitel habe ich einige Mühe darauf verwandt, eine wichtige Schriftaussage herauszustellen, nämlich: Nicht diese oder jene Nahrung an sich ist schädlich, sondern entscheidend ist das Motiv, aufgrund dessen wir eine Speise einnehmen oder meiden. In jenem Textzusammenhang galt diese Aussage zunächst nur im Hinblick auf das eigene Gewissen oder das des Bruders, wenn es um den Verzehr von Götzenopferfleisch ging. Aber wir haben zu fragen, ob das Prinzip des Motivs einer Handlung nicht generell das entscheidende Moment ist. Das Motiv entscheidet nämlich über die Qualität einer Handlung, in diesem Fall über die Zulänglichkeit und Richtigkeit der alternativen Ernährung. Aus dem Wort Gottes kennen wir die grundsätzliche Äußerung: Was man fürchtet, trifft ein (s. Hiob 3, 25). Furcht zieht den Schaden an, den man vermeiden will, weil die Furcht ein geheimer Partner des Zerstörers, des Teufels, ist.

Was nun die Gefahren der Verseuchung unserer Umwelt und damit der Vergiftung der Nahrung anbelangt, sollte man sich erst einmal genau über die Verhältnisse orientieren, bevor man sich fürchtet. Nach L. Kotter, Lebensmittelexperte an der Universität München, und Jürgen Holtmeier, Stuttgart-Hohenheim, der einer der führenden deutschen Lebensmittelphysiologen ist, sowie H.K. Frank, Bundesforschungsanstalt für Ernährung, gibt es keinerlei Hinweise, daß unsere normale Ernährung von Schadstoffen vergiftet sei, die eine echte Gefährdung der Volksgesundheit heraufbeschwören. Diese renommierten Autoren vermochten auch nicht einen nennenswerten Unterschied in der alternativen Kost gegenüber der Normalkost zu erkennen. Der einzige echte Unterschied sei der hohe Preis, so Holtmeier.

Bis auf geringe Ausnahmen, die etwa die Cadmium-Konzentration in bestimmten Wildpilzsorten oder gelegentlich auch in Rindernieren betreffen, war bei breitflächigen Untersuchungen auf Lebensmittelvergiftungen durch Schadstoffe kein Befund erhoben worden, der es berechtigt erscheinen läßt, von einer wirklichen Gefährdung der Gesundheit der Bevölkerung zu sprechen.

Die von der WHO (Weltgesundheitsbehörde der UNO) angegebenen Höchstmengen von Schadstoffkonzentrationen wurden nur in seltenen Einzelfällen erreicht und überschritten, und diese Zahl der Überschreitung ist eindeutig rückläufig. Auch liegen keine systematischen Ergebnisse oder Berichterstattungen von Einzelfällen aus den letzten Jahren vor, wonach der Genuß von Nahrungsmitteln, die moderne Schadstoffe enthielten, zu Krankheiten geführt hätte.

Eine vom „Spiegel" in Auftrag gegebene Untersuchung der Bio-Kost im Vergleich zur Normal-Kost brachte ähnliche Ergebnisse. Und gewiß wird man nicht gerade vom „Spiegel" behaupten können, daß ihm establishment-freundliche Tendenzen eigen seien. Prof. H.J. Stan, Technische Universität Berlin, amtlich zugelassener Sachverständiger für Lebensmitteluntersuchungen, kam im einzelnen zu folgenden Resultaten:

Aus den festgestellten Konzentrationen von Nitraten im und am Gemüse mußte der Schluß gezogen werden, daß auch bei einem Teil der Bio-Kost mit Kunstdünger nachgeholfen wurde. Der Vitamingehalt und die Zusammensetzung von Brot war bei Bio-Kost und dem Angebot der gewöhnlichen Bäcker nicht unterschiedlich. In keinem Fall wurden toxische oder nichttoxische Fremdstoffe nachgewiesen, nicht einmal in Spuren. Rückstände von Pflanzenschutzmitteln auf und im Gemüse waren bei beiden Gruppen, soweit es aus Deutschland kam, entweder in sehr geringer Konzentration vorhanden oder gar nicht nachweisbar. Bei einem Anteil der geprüften Nahrungsmittel aus der Normalgruppe, die aus dem außereuropäischen Ausland kamen, waren zwei Werte deutlich oberhalb der gesetzlich festgesetzten Höchstmenge an Schadstoffen.

Insgesamt war das Ergebnis dieser Untersuchung sehr beruhigend. Es ist erstens festzuhalten, daß über 75% aller Pflanzenschutzmittel sowieso nicht zur Giftklasse gehören. Ferner war die tatsächlich nachgewiesene Verunreinigung mit Fremdstoffen so gering, daß es völlig unangemessen ist, von vergifteten Nahrungsmitteln zu sprechen. Obendrein erwies es sich, daß der Unterschied zwischen der Normalkost und der alternativen Kost so gering war, daß der praktische Nutzen der letzteren nicht ersichtlich wurde.

Offenbar benutzen einige der Bio-Bauern doch künstliche Dünge- und Pflanzenschutzmittel. Zum mindesten können sie nicht verhindern, daß durch Wind und Wetter Schädlingsbekämpfungsmittel von Nachbarflächen herübergetragen werden. Ganz und gar unvermeidbar ist die Verunreinigung mit den Schwefelverbindungen der Luft und mit Schwermetallverbindungen, die über den Regen und die Atmosphäre auf den Boden und die Pflanzen übergehen. Zweifelsfrei sehen wir durch die industriellen

Schadstoffe erhebliche Beeinträchtigungen der Natur, was sich besonders bei dem anfälligen Nadelgehölz der mitteleuropäischen Wälder zeigt, aber gesundheitliche Schäden für den Menschen wurden, soweit es die Nahrungsmittelkette anbetrifft, nicht beobachtet.

Wenn also die alternative Kost doch nicht nachweisbar reiner und qualitativ auf keinen Fall besser ist, wir aber auf der anderen Seite den allgegenwärtigen atmosphärischen Einflüssen sowieso nicht entkommen können, warum sollen wir dann den Aufwand betreiben, der mit einem seriösen biologischen Agrarwesen verbunden ist? Obendrein ist es sehr zweifelhaft, daß ohne Kunstdünger bei nicht ausreichender Naturdüngung die Ernteerträge gehalten werden können. Kleiner Nutzen oder gar kein Nutzen stehen dann einem hohen Aufwand und einem nicht geringen Risiko gegenüber, daß die Weltbevölkerung noch schlechter ernährt werden kann, als es jetzt schon geschieht. Bei alledem darf auch nicht verschwiegen werden, was bei der gegenwärtigen Debatte um die Umweltverschmutzung leicht der Fall sein kann, daß die Konzentration der meisten Schadstoffe in der Atmosphäre gegenwärtig rückläufig ist. Was immer also die apokalyptischen Zukunftsaussichten an ökologischen Katastrophen ankündigen mögen, zur Zeit zum mindesten ist der Trend eher günstig.

Trotz dieser wissenschaftlichen Fakten und der sich in ihnen abzeichnenden Tendenzen liegt die Antwort auf das Problem und die Herausforderung der alternativen Kost nicht auf der Ebene der naturwissenschaftlichen Auseinandersetzung. Aber immerhin, diese genannten Fakten machen es uns gewiß leichter, die Unzulänglichkeit der alternativen Kost als Mittel, den Gefahren zu entkommen, zu durchschauen. Die Überwindung der Angst und damit aller Diäten, die sie bannen sollen, kommt nicht durch die Flucht vor der Technik zustande, sondern allein durch die Geborgenheit, die das Leben in Jesus uns gewährt.

GOTTES GEWÖHNLICHE ERNÄHRUNGS-GEBOTE

Bevor ich zusammenfassen möchte, wie nun nach biblischer Schau die Ernährung des gesunden Menschen aussehen soll – ich glaube, daß der Leser das Ergebnis schon längst ahnt – will ich noch auf eine geistliche Grundregel eingehen, die in diesem Zusammenhang nicht unerwähnt bleiben darf.

So wahr es ist, daß wir als Nachfolger Jesu keine Asketen sein sollen, weil eine asketische Lebensweise ein Zeichen einer gesetzlichen Haltung ist, so gewiß sollen wir auch nicht beim Essen und Trinken maßlos sein.

Gottes Gebote sind hier unmißverständlich:

„Lasset uns ehrbar wandeln als am Tage, nicht in Fressen und Saufen, nicht in Wollust und Unzucht, nicht in Hader und Neid" (Römer 13, 13).

„Hütet euch aber, daß eure Herzen nicht beschwert werden mit Fressen und Saufen und mit Sorgen der Nahrung und dieser Tag nicht schnell über euch komme wie ein Fallstrick" (Lukas 21, 34).

„Es ist genug, daß ihr die vergangene Zeit des Lebens zugebracht habt nach heidnischem Willen, da ihr gewandelt seid in Üppigkeit, Lüsten, Trunkenheit, Fresserei, Sauferei und greulichem Götzendienst" (1. Petrus 4, 3).

„Diese Schandtäter prassen bei euren Liebesmahlen ohne Scheu, weiden sich selbst; sie sind Wolken ohne Wasser, von dem Winde umgetrieben, kahle, unfruchtbare Bäume, zweimal erstorben und ausgewurzelt" (Judas 12).

Gott erwartet offenbar von seinem Volk, daß es maßvoll lebt, ißt und trinkt. Maßlosigkeit wie Völlerei und Trunksucht sind Ausdruck einer schwer gestörten geistlichen Haltung. Sie haben etwas gemein mit dem Götzendienst. So fällt es auf, daß in den oben genannten Schriftworten wie auch bei anderen Schriftaussagen die Entgleisungen bezüglich des Essens und Trinkens selten allein genannt und angeprangert werden. Sie werden in den Zusammenhang von Sorgen, Rebellion, Eitelkeit, geistlicher Fruchtlosigkeit und Scheinfrömmigkeit sowie Götzendienst gestellt („deren Gott ihr Bauch ist", Phil. 3, 19). Somit können götzendienstartige Haltungen sowohl bei der Völlerei wie auch bei dem Gegenteil, der geistlich begründeten Askese, vorliegen.

In einigen Schriftworten fanden wir die Sorge zum Ausdruck gebracht, daß übermäßiges Essen und Trinken das Herz beschwere und die geistliche Wachsamkeit vermindere. Diese Beobachtung wird wohl schon jeder Jünger Jesu gemacht haben, der regelmäßig in seiner „Stillen Zeit" einschläft. Darüber hinaus kann das üppige Essen und Trinken zweifelsfrei auch zu einer geistlichen Schwächung führen, die sich in Gleichgültigkeit, verminderter Sensibilität, stärkerer Versuchlichkeit gegenüber weltlichen Einflüssen und verminderter Einsatzbereitschaft für den Herrn äußert.

Biblische Beispiele wie die Beschreibung von Nabal (1. Sam. 25) zeigen uns, daß Maßlosigkeit im Essen und Trinken und charakterliche Schwäche und Roheit Hand in Hand gehen. Nabal, dessen Name „Tor" bedeutet, wird uns als brutal, ichsüchtig und dem Essen und Trinken ergeben geschildert. Die ausführliche Berichterstattung über diesen Mann veranschaulicht, wie die Verquikkung von körperlicher Zügellosigkeit, Unklugheit und geistlicher Stumpfheit über diesen Fresser das Verhängnis bringen. Es ereilt ihn ein akutes Syndrom, das man der Beschreibung nach am ehesten als einen Herzinfarkt mit gleichzeitigem Schlaganfall, vermutlich infolge einer

Embolie, bezeichnen muß, an dessen Folgen dann Nabal nach einer zehntägigen Lähmung (der Mediziner würde von einer Tetraplegie sprechen) stirbt. Aber der Tod war ein Geschlagensein von dem Herrn, wie der Text ausdrücklich vermerkt.

Ähnlich sind die Verhältnisse, die von dem Hause des Hohenpriesters Eli geschildert werden (1. Sam. 2 und 4). Auch hier finden wir den Zusammenhang von egoistischem, gierigem Verhalten, Völlerei, geistlicher Gleichgültigkeit und sogar die Erwähnung von körperlichem Übergewicht. Die Sünde, die zunächst einige Zeit unter Gottes gnädiger Langmut zugedeckt blieb, wurde dann, nach vorheriger Warnung, gerichtet. Auch dabei wird uns das Bild des Sekunden-Herztods geschildert, der vermutlich durch einen Schlaganfall eingeleitet worden war.

Schließlich möchte ich auf die ausschweifenden Gelage am Hof des Königs Belsazar hinweisen (Dan. 5), die von Prassen, Trinken und Schwelgereien gekennzeichnet waren und ebenfalls eine Verbindung zu götzendienerischer Frivolität aufweisen. Sie wurden, wie wir ja wissen, plötzlich durch das Eingreifen Gottes mit dem Menetekel an der Wand und der Eroberung der Stadt und des Palastes durch die Chaldäer beendet.

Fasten wird uns in der Bibel mehrfach als ein gutes Mittel genannt, um Disziplin zu lernen, sich körperlich fit zu halten und geistlich für Gottes Verheißungen und das Erkennen seines Willens empfänglich zu bleiben. Ich glaube, daß jeder wiedergeborene Christ Zeiten, und seien es auch nur Tage, des Fastens einhalten sollte, vielleicht sogar in einer gewissen Regelmäßigkeit. Allerdings muß er dann sehr darauf achten, daß er das Fasten nicht aus verborgenem geistlichen Leistungsdenken erwählt, um dadurch vor Gott angenehmer dazustehen. Fasten kann weder Gott noch seine Pläne ändern, obwohl es biblische Beispiele gibt, die das scheinbar nahelegen. Fasten ist ein Akt der Demütigung und ändert uns, nicht Gott, und zwar in dem Sinne, daß wir eher bereit werden, Gottes

Gnade und Geschenke anzunehmen. Daraufhin kann Gott seine ursprünglichen liebevollen Absichten realisieren, die zunächst durch unsere Haltung der Hartherzigkeit und des Stolzes gehindert waren.

Aber es bleibt dabei: Fasten im Sinne der Bibel ist keine asketische Übung, die etwas an unserem Status Gott gegenüber verändert. Obendrein wird das regelmäßige Fasten einen hochwillkommenen Beitrag dazu geben können, bei der weit verbreiteten Neigung zur Fettleibigkeit uns körperlich bei Normalgewicht zu halten. Allein schon deswegen sollte man das Fasten nicht gering achten, wenn auch seine eigentliche Funktion ist, den inneren, geistlichen Menschen zu stärken.

Wir finden im Worte Gottes nicht nur Empfehlungen und Warnungen im Hinblick auf das Zuviel und Zuwenig der Nahrungsaufnahme sowie der Zusammensetzung der Speise. Die biblische Perspektive ist auch interessant und erwähnenswert, was das Essen selbst betrifft, also die Lust und den Genuß beim Essen.

In Sprüche 30, 21-22 wird es gefährlich und abträglich genannt, wenn der Tor zu satt wird. Die Heraushebung des Wortes „Tor" im Unterschied zum Gerechten ist unüberhörbar. Wenn es dem Toren zu gut geht, und sei es beim Essen, so ist das für das ganze Land abträglich. Was hier nur angedeutet wird, daß nämlich der Gerechte sich des Essens erfreuen darf, sagen uns andere Schriftworte ganz unverhohlen. Welch provozierende Aussage in einem geistlichen Buch! Gut, daß wir eben den Rahmen zu diesem Wort mit dem Hinweis auf Völlerei und Fasten schon gegeben haben. Damit sind die Grenzen deutlich gesetzt.

Psalm 104, 14+15: „Du lässest Gras wachsen für das Vieh und Saat zu Nutzen den Menschen, daß du Brot aus der Erde hervorbringst, daß der Wein erfreue des Menschen Herz und sein Antlitz schön werde vom Öl und das Brot des Menschen Herz stärke."

Das ist nicht nur ein schönes, sondern auch ein gewichtiges Wort. Lebensmittel sind nicht nur zur Aufrechterhaltung des Stoffwechsels und des Lebens da, sie sollen auch erfreuen und Lust schaffen, auch der Wein. Solche riskanten Aussagen kann sich das göttliche Wort erlauben, weil es diese Freuden für jene reserviert, deren Lust der Herr ist. Ist unsere erste und größte Freude die Freude am Herrn, dann werden uns die irdischen Gelüste nicht verwehrt. Sobald wir jedoch unseren Herrn nicht mehr „lustvoll" erleben, was praktisch gleichbedeutend ist mit dem Verlust der Beziehung zu Gott, wird alles andere, was wir als lustvoll erfahren, zwangsläufig zu unserem Gott werden.

Noch einmal: Wenn unsere ganze Liebe unserem Herrn gehört, dürfen und sollen wir die vielen irdischen Freuden genießen und als deutlichen Ausdruck der Güte Gottes feiern. Aus diesem Grunde redet die Bibel so häufig von der Vorrangigkeit Jesu und Gottes vor allem anderen. Und deswegen spricht sie auch so intensiv von den irdischen Freuden der Gerechten.

Diese geistlichen Gesetzmäßigkeiten kommen an vielen Stellen der Bibel zum Ausdruck, wo uns von Feiern mit einem gemeinsamen Mahl, das offenbar ganz üppig sein konnte, berichtet wird. So war es bei Abraham, als Gott ihn aufsuchte und Abraham Gott (!) ein Mahl mit verschiedenen Speisen vorsetzte (1. Mose 18, 1-8).

So war es bei Joseph und Jakob in Ägypten; das sehen wir bei David, als er die Bundeslade zurückholte (2. Samuel 6, 19) und bei der Tempeleinweihung (1. Chronik 29, 22) sowie bei dem feierlichen Ereignis, als Esra das Volk neu auf das Gesetz verpflichtete.

Das sehen wir auch im Neuen Testament im Gleichnis vom verlorenen Sohn, in dem der Vater nach der Umkehr seines Sohnes ein Kalb schlachten ließ und so mit seinem ganzen Hause die Rückkehr seines geliebten Sohnes feierte. Schließlich wird auch die Hochzeit des Lammes als ein großes Fest gefeiert, bei dem erstmalig das himmlische Abendmahl eingenommen wird. Das alles sind keine

Anlässe von zwingend erforderlicher Nahrungszufuhr in dem Sinne, daß dadurch unbedingt der Stoffwechsel aufrechterhalten werden müßte. Hier geht es eindeutig darum: Die Freude des Augenblicks soll ihren Ausdruck und ihre Steigerung durch das gemeinsame Mahl finden. Das Wort Gottes bekennt sich also dazu, daß die Gerechten, die Lust am Herrn haben, auch Lust am Essen haben dürfen. Doch wie nah kann die Wahrheit beim Irrtum liegen! Fehlt die Lust am Herrn, dann wird die Lust an der Speise augenblicklich zur Sünde.

Andererseits wird es nicht zu einer seelischen Katastrophe oder einem Mangelerlebnis kommen, wenn zeitweilig die äußeren Reize und Gelüste entfallen, sofern Gott selbst unsere größte Lust ist. Der Gerechte kann Überfluß haben, ohne ihm zum Opfer zu fallen, er kann aber auch Mangel leiden, ohne an Gottes Liebe zu zweifeln. Er wird ja in seinem Bedarf an Freude und Lust nicht gehalten durch den konstanten Zustrom von äußeren Reizen.

Paulus gesteht ein, indem er den Philippern für ihre reichliche Sendung an verschiedenen Hilfsgütern dankt: „Ich habe alles und habe überflüssig. Ich habe die Fülle, da ich empfing durch Epaphroditus, was von euch kam" (Philipper 4, 18).

Wenn uns auch das Wort Gottes in unzähligen Aufforderungen ermuntert, zu geben von dem, was wir bekommen haben, wird uns doch nicht gesagt, daß es unmoralisch sei, etwas oder gar viel für sich zu behalten, nachdem wir schon reichlich gegeben haben. Paulus sagt, er habe alles und er habe Überfluß! Er *habe,* nicht er *habe gehabt!* Wie wichtig ist doch diese Textstelle im Hinblick auf unseren Speiseplan in der abendländischen Welt und angesichts der Hungersituation in vielen Ländern der Dritten Welt. Kann es sich ein ernstlicher Nachfolger Jesu heute in Anbetracht der Tatsache, daß viele Menschen hungern, noch erlauben, sich mit gutem Gewissen an einen reichlich gedeckten Tisch zu setzen?

Hätten wir das biblische Wort nicht, so müßten wir wohl alle in das Horn des Konsumverzichts, des einfachen Lebens und einfachen Essens stoßen. Zugegeben, diese Parolen klingen sozial, sie klingen engagiert – aber sie befinden sich dennoch nicht auf der Höhe neutestamentlicher Offenbarung.

Wer Jesus liebt, wird auch die Menschen lieben und gern geben. Wenn wir als die Gerechten Gottes treu sind im Geben, dann dürfen wir das, was uns übrig bleibt, auch fröhlich zur Ehre Gottes genießen. Unser Auftraggeber ist nämlich nicht die Not, auch nicht die gewaltige Hungersnot in der Dritten Welt. Unser Befehlsgeber ist überhaupt keine Situation und auch kein Defizitzustand, sondern ausschließlich das positive Reden Gottes. Geben wir diesen Grundsatz auf, dann müssen wir in Anbetracht unseres Lebensstandards fortwährend mit einem schlechten Gewissen leben oder in selbsterwählter Armut, die dann nichts mehr zu geben hat und die das Armsein zur Tugend erhebt.

Auf der anderen Seite kann der Christ auch Zeiten des Mangels durchleiden, ohne daran innerlich zu scheitern. Paulus konnte beides: „Ich habe gelernt, mir genügen zu lassen, wie ich's finde. Ich kann niedrig sein und kann hoch sein; mir ist alles und jedes vertraut; ich kann beides: satt sein und hungern, beides: übrig haben und Mangel leiden. Ich vermag alles durch den, der mich mächtig macht, Christus" (Philipper 4, 11-13).

Wenn das Essen etwas Zweit- und Drittrangiges bleibt und unsere Liebe Jesus, unserem Herrn, gehört, dann können wir auch die Zeiten des Mangels überstehen, ohne in unserem seelischen Befinden ins Bodenlose zu stürzen. Auch und gerade in dieser Lage werden wir uns und den Herrn an sein Wort erinnern: „Er gibt Speise denen, die ihn fürchten" (Psalm 111, 5) und: „Aller Augen warten auf dich, und du gibst ihnen ihre Speise zur rechten Zeit. Du tust deine Hand auf und sättigst alles, was da lebt, nach deinem Wohlgefallen" (Psalm 145, 15).

Es gibt somit auch von der Schrift her keinen Grund, den Mangel zu glorifizieren. Jedoch gibt es auf der anderen Seite so etwas wie einen Mangel um Jesu willen. Eine alttestamentliche Entsprechung finden wir ausgeführt im ersten Kapitel des Buches Daniel.

Daniel und drei weitere junge Juden aus vornehmem Geschlecht waren auserwählt worden, dem König Nebukadnezar an seinem Hofe zu dienen. Der König bestimmte alle Umstände ihrer Lebensgestaltung, sogar, was sie zu essen und zu trinken hatten. Die verordnete königliche Speise muß jedoch auch unreine Nahrungsmittel beinhaltet haben. Deswegen nahm sich nämlich Daniel in seinem Herzen vor, sich nicht daran zu verunreinigen, und konnte bei dem verantwortlichen Kämmerer auch durchsetzen, daß er und seine Freunde sich nur von Wasser und Gemüse ernähren durften. Was seitens des Kämmerers unter heftigen Ängsten und Bedenken zunächst einmal probeweise für zehn Tage versucht wurde, erfuhr dann eine Verlängerung auf volle drei Jahre. Daniel und seine drei Volksgenossen sahen bei jener einseitigen Kost gesünder und stärker aus als alle anderen Kandidaten.

Wir müssen uns darüber klar sein, daß es sich hier um ein eindeutiges Stoffwechselwunder handelt. Es sollte dem Aufsehen und den vier jungen Juden selbst ein sichtbarer Beweis dafür sein, daß die Abkehr von den geistlich unreinen Speisen ihnen nicht zum Nachteil gereichen würde. Erstens war es schon unter alttestamentlichen Gesichtspunkten eine Sondersituation, und zweitens entfällt die wörtliche Anwendung für uns völlig, weil durch Jesus alle Speisen rein gemacht worden sind. Die in diesem Schriftwort für uns Nachfolger Jesu enthaltene Lehre ist, sich von der Welt rein und unbefleckt zu halten, um dann zu erfahren, daß wir im Gehorsam zunehmen und stärker werden als unsere Umwelt.

Es ist wichtig zu erkennen, daß dem gesamten Gebiet der Nahrungsaufnahme im Vergleich zu anderen Kategorien unseres Alltags keinerlei Sonderstellung zukommt.

Fast alle der verschiedenartigsten Gesichtspunkte unseres Lebens mit Gott finden auch ihren Niederschlag in unserem Umgang mit der Speise. Damit hängt wohl auch jene eigenartige Einschränkung zusammen, die sich wie eine große Ausnahme in der ansonsten grenzenlos anmutenden Freiheit ausnimmt: „Denn beschlossen haben der heilige Geist und wir, euch keine Last weiter aufzulegen, als nur diese nötigen Stücke: daß ihr euch enthaltet vom Götzenopfer und vom Blut und vom Erstickten und von Unzucht" (Apostelgeschichte 15, 28. 29).

Es hat nicht an Versuchen gefehlt, das Verbot des Verzehrs von Blut durch irgendwelche raffinierten Auslegungsversuche oder durch den Verweis auf abweichende Lesearten abzuschwächen oder ganz zu entfernen. Ich gebe zu, daß dieses Verbot auch nach meinem persönlichen subjektiven Eindruck in einem seltsamen Kontrast zu den anderen Schriftaussagen steht. Es gibt zwar keinen offensichtlichen Widerspruch zu anderen Worten der Heiligen Schrift. Die Freiheit, die sonst durch Jesus und Paulus gewährt und betont wird, findet hier eben nur eine Einschränkung. Einschränkung aber ist noch nicht gleichbedeutend mit Widerspruch.

Wir müssen uns auch in diesem Fall so verhalten, wie wir es sonst bei strittigen Fragen tun. Wir holen die Auskunft aller vorhandenen relevanten Schriftstellen zu einer offenen Frage ein. Die Gesamtheit der Textaussagen ergibt dann erst das vollständige Bild, indem die eine Stelle die andere auslegt, einschränkt oder unterstreicht.

Allerdings möchte ich den Leser im Hinblick auf diese Frage besonders zur Vorsicht ermahnen und ihn bitten, sich nicht zu schnell festzulegen oder auf die von mir vorgelegte Anschauung einschwören zu lassen. Vielleicht gibt es doch Auslegungsmöglichkeiten, die es heute erlauben, das Wort aus Apostelgeschichte 15 anders zu interpretieren und ohne belastetes Gewissen auch Blut als neutrale Speise zu verstehen und zu verzehren. Persönlich habe ich mich allerdings zunächst einmal entschieden, vom Verzehr von Blut Abstand zu nehmen, weil ich bisher noch auf kein gegenteiliges Argument gestoßen bin, das überzeugend war.

Man kann in der Tat einige biblische Aussagen beibringen, die eine Sonderstellung des Blutes nahelegen. Blut ist nach 5. Mose 12, 23 der Sitz des Lebens und der Seele; Blut ist das Typische einer jeden Art. Im Alten Testament war Blut das Mittel der Sühnung für die Sünde des Volkes; im Neuen Testament wurde dann das Blut Jesu das Mittel und die Kraft, um uns von der Macht der Finsternis zu befreien. Mit seinem Blut bezahlte Jesus den Preis, mit dem er uns von der Sünde freikaufte (1. Petrus 1, 18).

Es wird wohl mit der Ausnahmestellung zusammenhängen, die dem Blut eigen ist, daß es das einzige Nahrungsmittel ist, das vor dem Gesetz, durch das Gesetz und nach dem Gesetz verboten war! Zu Noah sagte Gott: „Alles, was sich regt und lebt, das sei eure Speise; wie das grüne Kraut habe ich's euch alles gegeben. Allein esset das Fleisch nicht mit seinem Blut, in dem sein Leben ist" (1. Mose 9, 4).

Diese Worte ergingen nicht an das Volk Israel, sondern an den Stammvater der gesamten Menschheit. Sie haben damit eine ganz allgemeine Bedeutung, die in der Schrift sonst nirgendwo zurückgenommen wurde. Der uns sonst so geläufige Gegensatz zwischen Gesetz und Gnade, der im Neuen Testament mit dem glorreichen Sieg der Gnade über das Gesetz seine Auflösung erfährt, findet hier keine Anwendung.

Wir haben nun soweit alle Einzelfragen geklärt, daß wir zusammenfassend darstellen können, was nach Auffassung der Schrift (Offenbarungserkenntnis) und nach dem Aufschluß der modernen Ernährungswissenschaft (Vernunfterkenntnis) dem gesunden Menschen an Kost empfohlen werden kann und wovon ihm abgeraten werden sollte:

– Der gesunde Mensch darf und soll grundsätzlich alle landesüblichen und marktgängigen Speisen essen.

– Er soll die Gesamtmenge der Nahrungsaufnahme und damit seine Energieaufnahme so bemessen, daß er Übergewicht verhindert.

– Es gibt keinen Grund, Zucker und leichtverdauliche Nahrungsmittel aus der Gruppe der Kohlenhydrate zu meiden, zu vermindern und durch Zuckeraustauschstoffe zu ersetzen.

– Es gibt keinen Grund, einen übermäßigen Anteil an Ballaststoffen in Gestalt von Gemüse und Obst zu verzehren, und es ist erst recht nutzlos, sie in Gestalt von Rohkost zu sich zu nehmen.

– Ein vermehrtes Angebot von Ballaststoffen und faserhaltigen Nahrungsmitteln im Sinne der Rohkostdiät bringt kein Mehr an Gesundheit, sondern schadet eher.

– Es ist erwiesen, daß Süßigkeiten, in größerer Menge konstant und vor allem zwischen den Mahlzeiten eingenommen, die Karies des kindlichen Gebisses zu beschleunigen vermögen. Als ausreichende Korrekturen zum Schutz der Zähne gelten Verminderung der Süßigkeiten, das Putzen der Zähne nach dem Süßigkeitsgenuß und das Verlegen des Verzehrs von süßen Nahrungsbestandteilen in die Zeit der Hauptmahlzeiten.

– Es ist nicht ersichtlich, weswegen regelmäßig zusätzlich Vitamine verabfolgt werden sollen. Die normale, nicht reglementierte Kost des Abendländers enhält im überreichem Maß alle Vitamine, die wir brauchen. Vegetarische Rohkostdiät indessen deckt den Vitaminbedarf nicht!

– Das Nahrungsmittel Fleisch ist der Gesundheit des Menschen absolut zuträglich. Das trifft auch für Schweinefleisch zu. Es gibt keine ernstzunehmende Gefährdung der Volksgesundheit und des einzelnen Menschen durch die gängigen Fleischsorten und Mengen. Eiweiß aus Fleisch ist höherwertig und sollte deswegen pflanzlichen Proteinen vorgezogen werden. Eine streng fleischfreie Ernährungsweise ist praktisch eine Mangelkost!

– Fett ist für den Stoffwechsel unabdingbar notwendig. Fett, auch tierisches Fett, ist im Gegensatz zu weit verbreiteten Ansichten nicht schädlich, wenn die Gesamtmengen des Fettverzehrs so bemessen werden, daß ein wesentliches Übergewicht verhindert wird. Alle speziellen Maßnahmen, die besondere Fettarten bevorzugen und andere Fettbestandteile, wie Cholesterin, vermeiden sollen, sind überflüssig. Es gibt keinen gesicherten Zusammenhang zwischen Fettaufnahme und Gefäßerkrankung.

– Die großen gesundheitlichen Gefahren, die man früher in bestimmten Nahrungsmitteln wie Fetten, Schweinefleisch und Zucker gesehen hat, gehen nicht von diesen Speisen aus, sondern von geistlichen und seelischen Grundeinstellungen und deren Rückwirkungen auf den Lebensstil und dadurch wiederum auf das vegetative System. Die Killer der Nation sind überhöhte Ansprüche, die sich in Ehrgeiz und extremem Leistungswillen und Karrierebewußtsein ausdrücken, die Grundübel Sorge und Angst, Alleinsein, Resignation und Bitterkeit.

– Alle Sonderlehren, die von den obigen Grundsätzen abweichen, suchen erfahrungsgemäß ihre wissenschaftliche Bestätigung durch einzelne Arbeiten, die aber im Gegensatz zu den vielfältigen und gesicherten

Ergebnissen der seriösen wissenschaftlichen Forschung stehen. Das bloße Vorhandensein wissenschaftlicher Einzelarbeiten, die irgendwelche Außenseitertheorien stützen, beweist indessen noch nichts. Ein Ergebnis, das nicht von anderen Wissenschaftlern einwandfrei reproduziert werden kann, ist falsch und darf nicht zur Grundlage einer bestimmten Ernährungsform erhoben werden, was eine gängige Methode im Bereich der Naturheilkunde ist.

– Das Wort Gottes empfiehlt eindringlich, Blut als Nahrungsmittel zu meiden.

Wir registrieren eine bemerkenswerte Übereinstimmung zwischen den biblischen und den ernstzunehmenden Ergebnissen der wissenschaftlichen Forschung. Die einzige Ausnahme liegt im Fall der Beurteilung des Blutes vor. Es gibt nur wenige Wissenschaftsbereiche, in denen sich Offenbarungswissen und Erkenntnis durch Vernunft so weitgehend decken wie im Bereich der Ernährungslehre.

Für den wissenschaftlich interessierten Christen ist dies einmal mehr ein Hinweis darauf, daß im Fall eines vermeintlichen oder tatsächlichen Gegensatzes zwischen den Anschauungen der Wissenschaft und denen der Schrift dem biblischen Urteil der Vorzug gegeben werden sollte. Die widersprüchlichen wissenschaftlichen Auffassungen beruhen in der Regel auf vorzeitigen und unreifen Aussagen, die durch spätere Ergebnisse in aller Regel revidiert werden und dann Übereinstimmung mit dem göttlichen Offenbarungswort aufweisen. Im Bereich der Physik und der Biologie gibt es viele Beispiele solcher Entwicklungen. Wäre der Vergleich zwischen dem Thema Ernährung und den biblischen und wissenschaftlichen Anschauungen vor 10 oder 20 Jahren vorgenommen worden, so sähe das Ergebnis gänzlich anders aus. Es hätten sich dann unvereinbar erscheinende Gegensätze dargestellt.

DAS WORT GOTTES, DER HEILIGE GEIST UND UNSERE ERNÄHRUNG

Das Thema dieser Abhandlung ist die Ernährung des gesunden Menschen. So wie es unterschiedliche Ernährungsempfehlungen für Gesunde gibt, so sind auch die Ernährungsanweisungen für Kranke, Diät genannt, in der Naturheilkunde und in der seriösen Medizin sehr verschieden.

Die Diätvorschläge für Kranke im Bereich der Naturheilkunde beinhalten im wesentlichen jene Ernährungsprinzipien, deren Grundlagen wir in den früheren Kapiteln diskutiert haben und ablehnen mußten. Dagegen beruht die medizinisch fundierte Krankenernährung auf exakten wissenschaftlichen und jederzeit nachprüfbaren Voraussetzungen. Die Kenntnis des Stoffwechsels eines Organs und das Wissen um die Art der Störung bestimmen die Zusammensetzung und den Umfang der Nahrung, die man dem Kranken zumuten darf.

Wie soll es nun der gläubige Christ mit der Diät halten? Diese so harmlos anmutende Frage berührt ganz entscheidende Gesichtspunkte unseres Glaubens. Wenn ich es wage, den streng biblischen Ansatz, den ich dieser Schrift unterlegt habe, in der gleichen Radikalität weiterzuziehen, laufe ich Gefahr, einige meiner Leser, die mir bisher treu durch alle Stationen der biblischen und wissenschaftlichen Untersuchung gefolgt sind, zu verärgern. Ich glaube nämlich an göttliche Heilung durch die Kraft des Wortes Gottes, das Blut Jesu und den Beistand des Heiligen Geistes. Gottes Wort sagt uns unmißverständlich, daß wir durch die Wunden Jesu heil geworden sind.

Und der Heilige Geist spricht durch den Evangelisten Matthäus eindeutig davon, daß sich das auch auf die körperliche Heilung bezieht (Jesaja 53, 4+5; Matthäus 8, 17; 1. Petrus 2, 24).

Von der Perspektive Gottes her ist die Heilung jeder Krankheit schon vollzogen. Das ist zum mindesten die Aussage der oben gegebenen Textstellen, die das Heilungsgeschehen jeweils in die Vergangenheit gesetzt haben. Das Problem, an dem die meisten Christen scheitern, ist ihr Unglaube. Es gibt wenig Lehre im Volke Gottes darüber, wie unser Glaube wachsen kann, so daß wir Gottes Taten tun oder erfahren können. Was für die ersten Generationen der Christenheit selbstverständlich war und was keineswegs mit der Erstellung des neutestamentlichen Kanons aufhörte, nämlich im Krankheitsfall zu Gott, unserem Arzt, zu gehen, was auch heute Millionen von Nachfolgern Jesu mit der gleichen Selbstverständlichkeit beanspruchen, ist für viele ein Zeichen grausigster Irrlehre geworden.

Diese erfahren keine Heilung, weil sie nicht daran glauben. Sie können nicht daran glauben, weil sie nicht gelehrt werden. Und sie werden nicht gelehrt, weil die Lehrer fehlen oder diese nicht glauben, daß diese Wahrheit und Verheißung auch für uns noch Gültigkeit hat.

Mit dem Vorhandensein der Krankheiten besteht nun aber einmal die Pflicht, alle Maßnahmen zu ergreifen, die der Linderung oder Heilung der Krankheit dienen können. Diät ist eine flankierende Maßnahme im Therapieplan, die in manchen Fällen einen erheblichen Einfluß auf den Ablauf und die Heilung einer Krankheit haben kann.

Wer also, aus welchen Gründen auch immer, sich nicht bereitfinden kann, im Hinblick auf seine Heilung ganz dem Herrn zu vertrauen oder wessen Glaube einfach nicht ausreichend ist, der sollte, wenn Diät angezeigt ist, diese auch beanspruchen.

Ich glaube, daß die Diät unter demselben göttlichen

Segen steht wie auch die Medizin. Die überwiegende Mehrheit der Menschen glaubt nicht an die erlösende Kraft der Wunden und des Blutes Jesu, weil sie nie etwas darüber gehört hat. Obendrein bezweifeln und verneinen viele Gläubige, die das Wort kennen und Jesus nachfolgen, daß Heilung des Leibes und der Seele mit in das Opfer Jesu eingeschlossen sind. Den einen wie den anderen sollen nun die Maßnahmen der Medizin und der Diät in ihrem Leid der Krankheit zum Segen werden.

Aus diesem Grund hat Paulus seinem jüngeren Lieblingsschüler Timotheus diese Diätregel mitgegeben: „Trinke ein wenig Wein um deines Magens willen." Die in den Briefen des Apostels und in der Apostelgeschichte vorhandenen Bruchstücke der Berichterstattung über das Leben und den Charakter von Timotheus gestatten den recht zuverlässigen Schluß, daß dieser Jünger ein scheuer, zurückhaltender und auch sicher nicht sehr glaubensstarker Jünger war. Von ihm sagte Paulus einmal, daß er die Gabe Gottes, nämlich die Erfahrung des Heiligen Geistes, in sich erwecken und wieder entfachen solle.

Wir können also einen Zusammenhang zwischen der Furchtsamkeit des Timotheus, seinen gastritischen Beschwerden, die übrigens heute aus medizinischer Sicht als Ausdruck innerer Konflikte gedeutet werden, und seiner mangelnden geistlichen Wachsamkeit erkennen, die es der Furcht gestattete, immer wieder nach Timotheus zu greifen und die Magensymptome zu unterhalten. Das Resultat war Leiden. Aber nicht ein Leiden um Jesu willen. Hier können wir nun die Wurzel des Handelns und Ratens von Paulus erkennen, die in der Liebe lag. Weil Timotheus nun einmal trotz aller wiederholten Ermahnungen, ein Leben in der Kraft des Geistes zu führen, sich durch seine Unentschiedenheit immer wieder dem Einflußbereich der Furcht öffnete und damit auch seine Magenbeschwerden aufrechterhielt, ermunterte ihn Paulus ohne Umschweife und ohne zu moralisieren, sich durch die geringe und regelmäßige Einnahme von Wein Erleichterung zu verschaffen. Insofern ist also Diät, wie auch die gesamte Medizin, ein Mittel der Barmherzigkeit, um denen zu helfen, die nicht glauben können oder glauben wollen. Aber es ist das zweitbeste Mittel!

Jeder, der in Verantwortung für kranke Menschen steht, sollte sich so verhalten, wie wir es bei Paulus sehen. Weil nun aber jeder nur für sich selbst glauben kann und unsere Möglichkeiten, den Glauben anderer zu entfachen und zu unterstützen, begrenzt sind, dürfen wir ihnen nicht die erlaubten Mittel, zu denen die Diät gehört, vorenthalten, nur weil diese nicht unsere eigene Glaubenszuversicht und Glaubenshöhe aufweisen. Das ist unbarmherzig. Paulus mußte ja auch bei Trophimus und Epaphroditus die Grenzen ihrer Glaubenskraft erkennen und hinnehmen.

Aber wir sollten nicht die biblischen Betonungen verkennen. Gott will sein Volk durch die Wunden Jesu geheilt sehen! Wenn das Wort Gottes aber von Heilung spricht, dann meint es Heilung durch die Auferstehungskräfte Jesu, die im Glauben unter der Vermittlung des Heiligen Geistes beansprucht werden dürfen. Diese Kraft aber und ihre Erfahrung ist das Ende der Notwendigkeit einer Diät.

Jede Heilung, die Gott an uns vollzieht, schließt jedoch die aktive Mitarbeit des Kranken ein. Das kann und wird bedeuten, daß er in dem Augenblick, da er die Heilung seines Körpers beansprucht und erfährt, auf Diät verzichten wird. Ist nun diese Entscheidung ein redlicher Glaubensakt von der Art, wie die Bibel Glauben versteht, dann wird er zwei Merkmale aufweisen:

Der Gläubige wird nicht in selbsternannter und selbsterzeugter Gewißheit drauflhandeln, sondern auf Grund der Erfahrung des Redens Gottes in seinem Herzen, das er klar und eindeutig vernommen hat. Ohne eine derartige Wahrnehmung von Gottes Zuspruch ist der Glaube Selbsttäuschung und Anmaßung.

Außerdem wird er das nachvollziehen müssen, was

Jesus in den Evangelien immer wieder den Kranken, die er heilte, zumutete. Er sagte ihnen: „Stehe auf!", „Strekke deine Hand aus!" oder „Gehe!", bevor die Heilung sinnenkundig war und sie das tun konnten, was der Befehl beinhaltete. So wird auch der an die Diät gebundene Kranke nach seiner Glaubenserfahrung voll Mut und Vertrauen auf den Herrn auf die alten Beschränkungen verzichten, bevor er die Heilung körperlich spürt.

Solange sich Menschen an ihre Diät klammern, können sie nicht glauben und heil werden. Andererseits ist das alleinige Weglassen der Diät auch noch nicht ausreichend. Es muß beides vorhanden sein: Das Reden Gottes zu diesem Thema und die Aneignung dieser Botschaft im Glauben plus dem Verzicht auf Diät. Andernfalls bleibt die Diät eine lebenslange Gewohnheit und Krücke, die jeden Fortschritt verhindert.

Die alternative Lebensweise mit Ernährung durch Bio-Kost ist in letzter Konsequenz nichts anderes als eine lebenslängliche Diät. Sie ist eine Ernährung der Vermeidung aus Gründen der Angst. Wie wir aber gesehen haben, beweisen die vorliegenden Untersuchungen aus der Lebensmittelchemie, daß die alternative Kost einerseits unnötig ist, da die biologisch gewonnenen Nahrungsmittel nicht wertvoller und auch nicht reiner sind als Normalkost. Andererseits bietet die Bio-Kost dort, wo vereinzelt Verunreinigungen der Nahrungsmittel durch Umweltgifte vorliegen, doch kein Entkommen vor den Gefahren. Der Hauptmangel der Bio-Kost ist ihr Motiv, die Angst. Aber Angst bewirkt gerade das, wovor sie warnt, eine Zunahme der Gefährdung.

Wer sich aber Jesus anvertraut und so glaubt, wie die Schrift Glauben versteht, tut nicht, was die Angst gebietet, sondern was Gott sagt. Wir wandeln im Glauben und machen uns nicht abhängig von den Situationen unseres Alltags.

Die Überwindung der Beschränkung, die die alternative Kost und eigentlich jede Diät oder spezielle Ernährungsform beinhaltet, erfolgt allein durch den Sieg über die Furcht durch den Glauben an die Zusagen Gottes. Ein solcher Sieg und die vor dem sichtbaren Erfolg notwendige Erfahrung der Befreiung von Sorgen ist allerdings nur dann möglich, wenn der aktive Glaube an die Kraft Gottes tatsächlich und objektiv das Wunder der Entgiftung bei allenfalls vorhandenen Giften in der Nahrung zum Zeitpunkt des Verzehrs und der Verstoffwechslung bewirkt. Ohne diese Voraussetzung ist Glaube eine Selbsttäuschung, und die Hoffnung auf Erhaltung der Gesundheit wird zur Farce.

Die Entgiftung der Sorge, wenn gar keine echte Bedrohung vorliegt, und die Neutralisierung tatsächlich vorhandener Nahrungsmittelgifte durch einen aktiven biblischen Glauben bedeuten aber die Verneinung der Notwendigkeit einer biologischen Kost.

Wir sterben ja nicht an einer Krankheit, sondern nach dem Willen Gottes. Positiv ausgedrückt: Unser Leben und unsere Gesundheit ist nicht die Folge der Abwesenheit von Giften und Keimen, sondern die Auswirkung des Beanspruchens der göttlichen Gesundheit für Seele und Leib. Das Wort Gottes ist voll von Erklärungen und Beispielen, daß das Wort Gottes heilsam sei:

„Mein Sohn, merke auf meine Rede und neige dein Ohr meinen Worten. Laß sie dir nicht aus den Augen kommen; behalte sie in deinem Herzen, denn sie sind das Leben denen, die sie finden, und heilsam ihrem ganzen Leibe" (Sprüche 4, 20-22).

So ist nicht die richtige Speise und das geeignete Medikament der Garant der Gesundheit; Gottes Worte, im Glauben genommen, machen gesund und halten gesund.

Wir können die gesamte Thematik des rechten Umgangs mit der Nahrung unmöglich von diesen zentralen biblischen Wahrheiten und Erfahrungen trennen. Jede Vermeidungsdiät ist eine Angstdiät. Diese aber ist zerstörerisch.

Nach Markus 16, 17-18 hat der Glaube erhebliche heilende und auch vorbeugende Wirkung:

„Die Zeichen aber, die da folgen werden denen, die da glauben, sind diese: in meinem Namen werden sie böse Geister austreiben, in neuen Zungen reden, Schlangen vertreiben, und wenn sie etwas Tödliches trinken, wird es ihnen nicht schaden; auf Kranke werden sie die Hände legen, so wird's gut mit ihnen werden."

Diese Zeichen gehen nicht dem Glauben voran, sie folgen ihm. Es handelt sich bei den genannten Zeichen um die selbstverständlichen Auswirkungen der Glaubenshaltung von Christen, die nach dem Auftrag ihres Herrn missionarisch leben. Und übrigens, diese Zusagen sind zeitlich nicht befristet!

Eine solche sieghafte und unverschämt zupackende Art zu glauben wird durch den Heiligen Geist in uns freigesetzt. Jesus sagt es so:

„Wer an mich glaubt, wie die Schrift sagt, von des Leibe werden Ströme lebendigen Wassers fließen. Das sagte er aber von dem Geist, welchen empfangen sollten, die an ihn glaubten; denn der Geist war noch nicht da, denn Jesus war noch nicht verherrlicht" (Johannes 7, 38).

Kühner Glaube, der etwas bewirkt, Leben schafft, Wunder nach sich zieht und Schwierigkeiten überwindet, ist nach dieser Schriftaussage an die Manifestation des Heiligen Geistes gebunden. So sehen wir es nach Pfingsten, als der Heilige Geist ausgegossen und von den Gläubigen beansprucht wurde. Ihr Glaube wurde kühn, überwindend und praktisch. Der Heilige Geist ist nun einmal ein Geist des Glaubens:

„Weil wir aber denselben Geist des Glaubens haben, wie geschrieben steht: ‚Ich glaube, darum rede ich', so glauben wir auch, darum reden wir auch" (2. Korinther 4, 13).

In der göttlichen Theorie und der Praxis des Alltags besteht ein geradliniger Zusammenhang zwischen der Kraft des Heiligen Geistes, die zum Verstehen und Glauben des Wortes Gottes befähigt, und dem Beistand des Heiligen Geistes, der uns ermutigt, das geglaubte Wort auszusprechen und in die Tat umzusetzen. Jesus sagt uns: „Der Mensch lebt nicht vom Brot allein, sondern von einem jeglichen Wort, das aus dem Munde Gottes geht" (Matthäus 4, 4). Empfangen wir durch Glaubensarmut keine Worte aus dem Munde Gottes mehr (was mehr ist, als allein die Bibel zu lesen, denn ein Wort Gottes geht aus dem Munde Gottes, wenn es vom Heiligen Geist in uns zum Leben gebracht wurde und anfängt zu sprechen), dann bleibt zum Leben nur noch das irdische Brot mit allen seinen Unvollkommenheiten übrig. Das heiß jedoch: Fehlt die Lebenskraft, die das Wort Gottes durch den Glauben in uns freisetzt, dann bestimmt in der Tat die Nahrung mit ihrem Gehalt und Mangel sowie Giftstoffen und vielleicht begleitenden Ängsten unser Leben und Leiden. Insofern behält die göttliche Speise des Wortes ihren vorrangigen Platz in der Ernährungslehre des Nachfolgers Jesu.

Die konkreten Auswirkungen jener geistlichen Gesetzmäßigkeiten hatten wir bereits gestreift. „Alles, was Gott geschaffen hat, ist gut, und nichts ist verwerflich, was mit Danksagung empfangen wird; denn es wird geheiligt durch das Wort Gottes und Gebet" (1. Timotheus 4, 4-5). Wenn wir dankend die Speise empfangen und das Wort Gottes glaubend darüber aussprechen, wird die Speise geheiligt. Wir machen sie uns dadurch bekömmlich. Unsere Haltung des Vertrauens, die sich im Dank ausdrückt, verändert die Speise regelrecht, zum mindesten in ihrer Berührung mit unserem Leib. Sie büßt ihre Gefährlichkeit, sofern sie vorhanden ist, ein. Es wird ihr nicht mehr erlaubt, als geheiligte Speise dem Heiligen Schaden zuzufügen. Und sollte selbst pures Gift in der Nahrung enthalten sein, so kann es uns nicht schaden. Der Gerechte lebt nämlich aus dem Glauben und nicht in erster Linie aus der Nahrung.

Gottes Wort redet wiederholt von unserem Herrschen

über die Welt und die Natur, wozu auch die Speise gehört (Römer 5, 17). Dem Glaubenden, der geistlich wandelt, kann die irdische Welt keinen Schaden mehr aufzwingen. Unser Glaube ist der Sieg, der die Welt überwunden hat, auch die weltliche Nahrung mit allen ihren Gefahren. Das ist der letzte Hintergrund für die große Entwarnung bezüglich der Speiseverbote. Wenn die Welt durch den Glauben besiegt ist, gibt es keinen Grund mehr, bestimmte Speisen meiden zu müssen. Die Erfahrung dieser neuen Freiheit ist aber auf Schritt und Tritt abhängig von der Haltung des Glaubens in allen Aspekten unseres Alltags. Fehlt der Glaube, erhebt die Angst ihr Haupt wieder, so daß das Gift des Zweifels und auch das Gift in der Nahrung wieder anfangen können, ihr Werk zu betreiben.

Dem gewaltigen Aspekt der Befreiung und der Heiligung unserer Nahrung, die durch den Glauben geschieht, steht die nicht weniger wichtige Tatsache gegenüber, daß auch unser Leib, der die Speise aufnehmen und verdauen soll, durch den Heiligen Geist eine Verwandlung erfährt. Gottes Wort sagt uns einige ungeheure Dinge über unseren Leib:

„Wisset ihr nicht, daß euer Leib ein Tempel des Heiligen Geistes ist, der in euch ist, welchen ihr habt von Gott, und seid nicht euer eigen? Denn ihr seid teuer erkauft; darum so preiset Gott an eurem Leib" (1. Korinther 6, 19+20).

Unser Leib ist ein Tempel des Heiligen Geistes. Er ist ebenfalls von Jesus erkauft, er gehört Gott. Deswegen sollen wir an ihm Gott preisen, das heißt, er soll ein Grund zur Freude Gottes sein. Aber wir wissen, daß nur das Gott gefällt, was von ihm erfüllt, gereinigt und geheiligt ist. Römer 8, 11 macht uns sehr deutlich, daß es sich dabei nicht um irgendwelche geistlich abstrakten Dinge handelt. Die Einwirkung des Heiligen Geistes auf unseren Leib ist so konkret, daß sie unsere gesamte Existenz verändert: „Wenn nun der Geist des, der Jesus Christus von den Toten auferweckt hat, in euch wohnt, wird derselbe, der Jesus Christus von den Toten auferweckt hat, auch eure sterblichen Leiber lebendig machen durch seinen Geist, der in euch wohnt."

Das ist keineswegs ein Ausblick in die zukünftige himmlische Wirklichkeit. Ein sterblicher Leib wird nicht in einen himmlischen Leib verwandelt! Jener himmlische Leib wird von ganz anderer Natur sein. Nein, hier redet Paulus von unserem jetzigen Leib, der durch den innewohnenden Heiligen Geist, aber tatsächlich nur dann, wenn dieser Geist wirklich und gerade jetzt in uns wohnt, lebendig gemacht und erquickt wird. Im Klartext heißt das: Unser Leib soll stark, vital und gesund werden und auch bleiben.

Die Befreiung des Körpers durch den Heiligen Geist stellt die Entsprechung für die Befreiung der Speise dar. Das Wort Gottes redet nicht nur von göttlicher Heilung, d. h. der Behebung des bereits vorhandenen Schadens, sondern auch von göttlicher Gesundheit, was meint, daß durch die Einwirkung des Heiligen Geistet von vornherein Schaden verhindert werden kann. Wir müssen den herrlichen und radikalen Ansatz des Willens Gottes für unser irdisches Leben in einer verdunkelten Umwelt klar erkennen. Wenn unser Herr durch seine Kraft und unseren Glauben, dessen Anfänger und Vollender er ebenfalls ist, im Hinblick auf die Speise eingreift und mittels seines Heiligen Geistes auch auf der Ebene des Leibes für Belebung sorgt, dann werden wir leben und gesund sein und nicht durch irgendwelche Umstände unserer Umgebung zu einem beliebigen Zeitpunkt und unter beliebigen Umständen zu Tode kommen. Den Gerechten und den Glaubenden ist das Ziel gesteckt – was die Geschichte der Gemeinde Jesu durchaus als reale Erfahrung bei manchen Heiligen bezeugen kann – daß sie im hohen Alter und lebenssatt aus der Gesundheit heraus zu ihrem Herrn gehen. Dieses Vorrecht gehört zum Erbe der Heiligen. Wir müssen es nur wissen und beanspruchen.

Quellenangabe

– Ernährungsbericht 1980 der Deutschen Bundesregierung. Deutsche Gesellschaft für Ernährung, Frankfurt
– Deutsche Forschungsgemeinschaft: Rückstände in Getreide und Getreideprodukten. H. Bold-Verlag
– Zentrale Erfassungs- und Bewertungsstelle für Umweltchemikalien des Bundesgesundheitsamtes, Berlin: Blei, Kadmium, Quecksilber in und auf Lebensmitteln, 1/1979
– Zentrale Erfassungs- und Bewertungsstelle für Umweltchemikalien des Bundesgesundheitsamtes, Berlin: Schwermetalle in Speisekleie und Speiseprodukten, 3/1981
– Zentrale Erfassungs- und Bewertungsstelle für Umweltchemikalien des Bundesgesundheitsamtes, Berlin: Schwermetalle in Biotypen, Verhalten in der Nahrungskette, Vorkommen in Pflanzen, Tieren, Nahrungsmitteln und beim Menschen.
– G. Schettler, Deutsches Ärzteblatt 1/2, 1983: Prävention – recht verstanden.
– H. J. Stein: „Ständige Kontrolle ist notwendig", Spiegel, Juli 1982
– Hans Glatzel: „Wege und Irrwege moderner Ernährung", Hippokrates-Verlag, 1982
– A. Welsch: „Krankenernährung", Thieme-Verlag, Stuttgart
– Hensel et al.: „Naturheilkunde und anthroposophisch orientierte Medizin", Weleda-Verlag, Arlesheim
– K. Kötschau: „Naturmedizin; neue Wege", Verlag Grundlagen und Praxis, Leer

– G. Hertzka: „So heilt Gott; die Medizin der Heiligen Hildegard von Bingen als Naturheilverfahren", Christiana-Verlag, Stein a. Rhein
– H. Bankhofer: „Die großen Naturheiler", Lector-Verlag, 1970
– H. J. Holtmeier, Stuttgart: Mündl. Verlautbarung zum Reinlichkeitsgrad der biologischen Kost.
– Mark Twain: „Wie ich eine landwirtschaftliche Zeitung herausgab", Carl-Hauser-Verlag, München/Wien 1977

Weitere Sachbücher aus dem Verlag Schulte + Gerth:

Johannes H. Rottmann
... UND SIE WERDEN DEN LEHREN DER DÄMONEN ANHANGEN

Die Bibel hat es uns angekündigt: In der letzten Zeit vermehren sich die dämonischen Angriffe, und viele Menschen werden den Lehren der Dämonen anhangen. Dabei sind diese Lehren oft nur schwer durchschaubar, weil sie sich äußerst geschickt hinter der Bibel verstecken, Halbwahrheiten verbreiten und dem Wort Gottes ihre eigenen Ideen hinzufügen.
Deswegen stellt der Autor den Zitaten aus dämonischen Botschaften das Wort Gottes gegenüber. Besonders beschäftigt er sich mit dem Buch Mormon, dem Evangelium des Jakob Lorber, mit Hugo Georgi und seinen Schriften, der Botschaft von Fatima und den Botschaften der „Frau aller Völker".
Best.-Nr. 15 531

Manfred Heide
NEUE WEGE DES HEILS – HILFE ODER GEFAHR?

Immer mehr Menschen wenden sich heute paramedizinischen und wissenschaftlichen Lehren und Praktiken zu, die oft von mystischen und okkulten Denkweisen geprägt sind. Yoga, Astrologie, Transzendentale Meditation, Akupunktur und die Jugendsekten sind nur einige der Themen, die der Autor in seiner Standortbestimmung zur derzeitigen Situation zusammenfaßt.
Aber es geht nicht nur um eine bloße Darstellung der möglichen Verirrungen, sondern vor allem um eine Bestätigung des alten Wegs zum Heil, der über das Kreuz Jesu Christi führt.
Dr. Manfred Heide – Jahrgang 1934 – ist Chefarzt der Kurklinik für Physikalische Medizin in Laasphe.
Best.-Nr. 15 532

V. Raymond Edman
DAS BEFREITE LEBEN

Das Wort vom „ausgetauschten Leben" hat J. Hudson Taylor, der Gründer der China-Inland-Mission, geprägt. Er tauschte sein Leben der Mutlosigkeit und des eigenen Kämpfens und Versagens in ein Leben des Sieges um, in ein Leben der „vollen Genüge", das „mit Christus gekreuzigt" war und von dem „Ströme lebendigen Wassers" flossen. Daß ein solches siegreiches Leben für jeden Christen nicht nur ein Wunschtraum bleiben, sondern beglükkende Wirklichkeit werden kann, bezeugen in diesem Buch fünfzehn Männer und Frauen aus Vergangenheit und Gegenwart und aus ganz verschiedenen Verhältnissen. Sie alle erzählen einfach und zwanglos, wie sie sich als Christen nach einem besseren, heiligeren Leben sehnten, wie sie mit eigenem Willen und eigener Anstrengung dieses Ziel niemals erreichten, sondern in eine Krisis hineingerieten, in der ihnen das Geheimnis des sieghaften Lebens offenbart wurde. Sie machten dabei die Erfahrung, daß der Heilige Geist eine unerschöpfliche Quelle des Lebens und der Erquickung ist. Durch ihn wird Christus dem Gläubigen Wirklichkeit und macht sein Leben lebenswert, so daß er mit Paulus sprechen kann: „Ich lebe; doch nun nicht ich, sondern Christus lebt in mir."

Best.-Nr. 15 352

Emalyn Spencer
SIE LACHT DES KÜNFTIGEN TAGES

Martin Luther sagte: „Die größte Gabe Gottes ist eine fromme, liebevolle Ehefrau, die Gott fürchtet, sein Haus liebt und mit der man in vollkommenem Vertrauen leben kann."
Eine solche Frau ist in jeder Hinsicht ein Vorbild. Seit Beginn der Menschheitsgeschichte (siehe Eva im Paradies) weiß man, welchen Einfluß eine Frau und Mutter auf ihren Mann und ihre Kinder ausüben kann – zum Guten und zum Bösen. Gerade in der heutigen Zeit, wo das Bild der Frau so häufig in den Schmutz gezogen wird, ist es besonders wichtig zu prüfen, was die Bibel über die Frau zu sagen hat.
Die Verfasserin hat im letzten Kapitel der Sprüche eine wahre Fundgrube für die Lebensweise einer Frau, „die den Herrn fürchtet" entdeckt. Jedes Kapitel greift eine der beschriebenen Tugenden wie Fleiß, Freundlichkeit, Weisheit oder Zuverlässigkeit heraus und endet mit persönlichen Fragen an die Leserin. Zahlreiche andere Bibelstellen aus dem Alten und Neuen Testament werden herangezogen, um die Aussagen zu ergänzen und zu untermauern.
Ein Buch für die Alltagspraxis.

Best.-Nr. 15 508

Tim LaHaye
AUSWEG – AUS DEPRESSIONEN

Schwermut greift in unserer heutigen Gesellschaft immer mehr um sich. Dr. LaHaye zeigt einen Weg aus der Depression, der auf der Bibel basiert. Sein Buch weist auf die eigentlichen Ursachen der Schwermut hin und bietet einen gangbaren Weg zum Sieg über diese seelische Epidemie.
Dr. Tim LaHaye ist seit über 25 Jahren in der Ehe- und Familienberatung tätig. Außerdem ist er Gründer und Direktor des Christian Heritage College. Er hat einige weitverbreitete Bücher geschrieben, darunter das Ehebuch „Wie schön ist es mit dir" Verlag Schulte + Gerth.

Best.-Nr. 15 339

Siegfried Buchholz
DER MENSCH LEBT NICHT VOM ÖL ALLEIN

Das große Erschrecken hat begonnen: Die Energiekrise ist nur die Spitze eines unheimlichen Eisberges, nur der Ausdruck einer umfassenden Kultur- und Gesellschaftskrise. Denn materielle Rohstoffquellen und moralische Energiequellen beginnen sich gleichermaßen zu erschöpfen. Dadurch droht der Welt eine tödliche Schwindsucht, die nur mit „übermenschlichen" Kräften geheilt werden kann.

Das Buch, dem diese These zugrunde liegt, wird auf dem deutschen und internationalen Buchmarkt eine offensichtliche Lücke füllen. Das ist jedenfalls die Meinung von Fachleuten, die bisher vergeblich nach einer so durchdachten Darstellung des Energiethemas gesucht haben.

Daß sie in Analyse und Deutung so informativ und überzeugend geworden ist, verwundert bei dem Autor nicht. Als Verkaufsdirektor eines großen Chemiekonzerns ist Dr. Siegfried Buchholz täglich gezwungen, sich mit Ursachen und Konsequenzen der Ölkrise auseinanderzusetzen.

Als wissenschaftlich denkender Mensch schaut er über den wirtschaftlichen und technologischen Horizont hinaus und bezieht auch politische und psychologische Aspekte mit ein.

Präzise Beschreibungen von Energiearten und -vorräten, von Energieverbrauch oder Rohstoffpolitik offenbaren die tatsächliche, existenzbedrohende Situation. Alle Statistiken oder Zitate sind neuesten Ursprungs.

Als Christ dringt er weiter zu theologischen Dimensionen vor und fragt nach dem Gott der Bibel, jenem Inbegriff des Energieüberschusses.

Best.-Nr. 15 329